Metodi Minimetrici

per l'esame del sangue

Dr. J. A. Mandel
Prof. di Chimica all' Università
ed al Bellevue Hospital di
New York

e

Dr. H. Steudel
Prof. all' Istituto di Fisiologia
dell' Università di
Berlino

trad. del **Dr. A. Massazza**
Assistente eff. all' Istituto di Fisiologia
della R. Università di
Genova

con IV figure in testo

II Edizione riveduta e corretta

Stab. Tip. G. B. Marsano
Via Casaregis, 24 — Telefono 31-027
GENOVA
1925

Metodi Minimetrici

per l'esame del sangue

Dr. J. A. Mandel
Prof. di Chimica all'Università
ed al Bellevue Hospital di
New York

e

Dr. H. Steudel
Prof. all'Istituto di Fisiologia
dell' Università di
Berlino

trad. del **Dr. A. Massazza**
Assistente eff. all'Istituto di Fisiologia
della R. Università di
Genova

con IV figure in testo

II Edizione riveduta e corretta

Stab. Tip. G. B. Marsano
Via Casaregis, 24 — Telefono 31-027
GENOVA
1925

PREFAZIONE

Nel corso di questi ultimi anni i metodi minimetrici di ricerca sul sangue hanno raggiunto un alto grado di precisione: alcuni centimetri cubici di sangue ci bastano per dosare quantitativamente i più importanti e caratteristici prodotti del ricambio. Fra tutti si è reso specialmente benemerito Folin *per la elaborazione di tali metodi, ma anche una serie di altri autori, dei quali nomineremo soltanto* Van Slyke, Benedict, Myer, Gettler, *hanno realmente contribuito al perfezionamento dei metodi.*

Queste tecniche sono state sinora poco notate in Germania, particolarmente per il fatto che la letteratura americana più recente, nella quale sono pubblicati i risultati delle indagini, è attualmente poco accessibile tra di noi. Per questo ci siamo decisi a descrivere più dettagliatamente e ad esporre in questo opuscoletto per colleghi e clinici alcuni di tali metodi e precisamente quelli che furono da uno di noi (M.) *espermentati in una lunga pratica e giudicati comodi e meritevoli di fiducia. Nei libri scientifici americani i metodi si trovano completamente e dettagliatamente descritti; per es.* Hawk, Gradwohl, Underhill, Myer *e* Mathews *ne dettero nei loro manuali descrizioni particolareggiate. Questa raccolta mostrerebbe una grande lacuna se non contenesse anche il dosaggio del grado di acidosi secondo* Van Slyke.

Quasi tutti i metodi sono colorimetri; si richiede perciò naturalmente un buon colorimetro, preferibilmente uno del tipo di Duboscq. La precisione dell'apparecchio deve esser spesso controllata col paragone di soluzioni di controllo. Una importanza altrettanto grande si deve annettere alla precisione delle soluzioni occorrenti, poichè, siccome i dosaggi vengono fatti su quantità molto piccole, gli errori coll'uso di soluzioni non esatte possono essere molto grandi. I dosaggi colorimetri, apparentemente così facili e semplici, richiedono in generale una certa pratica. Ci vuole un certo tempo perchè l'occhio acquisti l'esercizio necessario per la rapida valutazione della sfumatura dei colori. Accade spesso che da principio, anche eseguendo con precisione le prescrizioni date, si hanno degli insuccessi. Ma non ci si lasci scoraggiare e si continui a lavorare tranquillamente. Appena si possegga con sicurezza il metodo, si imparerà ad evitare ogni causa di errore e ad ottenere risultati attendibili. Anche chi è esperto preferirà, per ottenere risultati sicuri, eseguire dosaggi doppi ed intraprendere spesso prove di controllo con soluzioni di contenuto noto. Quanto più presto si impara a fissare l'uguaglianza delle tinte, tanto migliori saranno i risultati col frequente rapido manifestarsi di cambiamento di colore nelle soluzioni di esperimento. Allorchè si è arrivati al punto di conoscere bene la tecnica dei vari metodi si è acquistato un buon mezzo diagnostico per potersi aiutare a conoscere prontamente lo stato del sangue del proprio paziente, senza grande apparato nè complicati allestimenti di laboratorio. In America i metodi si sono rapidamente introdotti nelle cliniche e nella pratica privata.

Per mezzo del dosaggio dello zucchero nel sangue si ottiene rapidamente un quadro preciso del ricambio degli idrati di carbonio; il dosaggio dell'azoto residuo e delle sostanze estrattive fornisce dati sicuri per giudicare dello stato dei reni, e nelle nefriti è un buon dato prognostico per l'approssimarsi di un'uremia. Si scopre facilmente per mezzo dello esame del sangue l'eziologia di un coma, cioè se esso sia diabetico, traumatico, uremico, tossico per altro motivo o vasomotorio.

La seguente tabella dà i risultati medi che furono ottenuti da vari sperimentatori per i vari componenti del sangue, tutti in rapporto a 100 cc. di sangue.

	Sangue umano normale	Sangue umano anormale
Azoto residuo	da 25 a 40 mmg.	da 50 a 400 mmg.
Azoto ureico	» 10 « 18 »	» 30 » 300 »
Acido urico	» 1 » 3,5 »	» 5 » 25 »
Creatinina	1 » 2 »	» 3 » 35 »
Creatina e Creatinina	» 5 » 6 »	» 7 » 27,2 »
N di amino acidi	» 6 » 8 »	» 8 » 30 »
Glucosio	» 60 » 110 »	» 150 » 400 »
Colesterina	» 150 » 180 »	
Cloruro (NaCl)	» 500 » 650	
Fosforo organico e inorganico	4 » 5	
Fosforo inorganico	» 3,5 » 4	
Sodio (nel siero)	» 325 » 345	
Potassio	» 19,2 » 20	
Calcio	» 9,5 » 10,5	
Magnesio	» 1,8 » 2,2	

Il geniale metodo di Van Slyke *per il dosaggio della riserva alcalina o della capacità di legame dell'acido carbonico del plasma, è della maggior significazione quando si tratta di determinare il grado di acidificazione, la acidosi del ricambio.*

Lo schema seguente offre alcuni risultati medi:

STATO	CAPACITÀ DI LEGAME di un cent. c. di sangue misurata per mezzo della raccolta del volume di gas sviluppato nell'apparecchio	La misura corrisponde ad una quantità di CO_2 ridotta a 0° e 760 mm., legata come bicarbonato in 100 cc. di plasma (Volume %)
Adulti sani in riposo (limite massimo)	0,90 sino a 0,65 cc.	77 sino a 53 cc.
Leggera acidosi	0,65 » » 0,52 cc.	53 » » 40 cc.
Acidosi media	0,52 » » 0,41 cc.	40 » » 30 cc.
Grave acidosi	sotto i 41	sotto i 30

Berlino, Luglio 1923.

J. A. Mandel - H. Steudel.

I.

PRELEVAMENTO DEL SANGUE.

In una provetta o in una boccetta della capacità di circa 200 cc. con tappo di sughero che chiuda bene si pongono 20 milligrammi di ossalato di sodio neutro finemente polverizzato o di ossalato di litio (1), per precipitare il calcio del sangue ed impedire la coagulazione. La quantità di ossalato suddetta basta per 10 cc. di sangue.

Quindi con una siringa sterilizzata si preleva il sangue dalla vena cubitale: da 7 a 10 cc. all'incirca. Si raccomanda di inumidire la parete interna della siringa con 2 o 3 goccie della soluzione di ossalato neutro di sodio al 20%. Dopo la sottrazione il sangue è vuotato il più presto possibile nella provetta preparata e si mescola bene l'ossalato col sangue rovesciando una o due volte il recipiente. In tale maniera la coagulazione è impedita di sicuro.

Così preparato il sangue, conservato nel frigorifero, dura alcuni giorni. Si proceda però il più presto possibile al dosaggio del glucosio, affinchè decomposizioni secondarie nel sangue non turbino il quadro.

Circa la sottrazione di sangue per il dosaggio dell'acidosi secondo Van Slyke v. a pag. 64.

Ora si tratta di allontanare dal sangue gli elementi morfologici e l'albumina, il che si ottiene nel modo più semplice col seguente metodo:

---

(1) Secondo Folin l'ossalato di litio è preferibile a quello di sodio perchè nel dosaggio dell'acido urico impedisce la precipitazione. Nel modo seguente si può ottenere un adatto tessuto ossalato; 75-80 gr. di garza di cotone, che deve essere completamente priva di amido, vengono tagliati in striscie larghe 10 cent. e lunghe da 40 a 50. Quindi si sciolgono 10 gr. di carbonato di litio e 17 di acido ossalico in 240 cc. di acqua calda a 75°. Quando tutto è disciolto (in pochi minuti) si immergono le striscie di garza nella soluzione calda e si appendono ad asciugare. Circa 50 mmgr. di tale garza impediscono con facilità la coagulazione di 15 ed anche 20 cc. di sangue.

II.

DEALBUMINIZZAZIONE DEL FILTRATO DI SANGUE (1).

Soluzioni occorrenti.

Soluzione al 10 % di tungstato di sodio (Na_2WoO_4 $2H_4O$) Soluzione di acido solforico 2/3 normale (33,70 gr. H_2SO_4 = 18,47 cc. H_2SO_4, [P. sp. 1,8400] per litro).

Soluzione di acido solforico 2 normale in contagocce di vetro.

Esecuzione.

Con una pipetta di Ostwald si fanno scorrere 5 cc. di sangue ossalato in un piccolo matraccio della capacità di circa 100 cc. Si eliminano dalla pipetta gli ultimi resti di sangue soffiando accuratamente. Quindi si misurano in un piccolo cilindro graduato 35 cc. di acqua distillata (sette volte il volume del sangue ossalato), se ne prende un poco per risciacquare soffiando con essa due o tre volte nella pipetta, e si rimette tosto anche questo rimanente d'acqua nel piccolo matraccio di 100 cc.

Il sangue diventa rosso lacca e gli amino-acidi, glucosio ecc. contenuti nei corpuscoli sanguigni si disciolgono. Con un'altra pipetta di 5 cc. si aggiungono ora alla miscela 5 cc. di soluzione al 10 % di tungstato di sodio (scevro di carbonato) e si aggiungono ancora con un'altra pipetta 5 cc. di acido solforico 2/3 n. Mentre si aggiunge l'acido solforico 2/3 n. il piccolo matraccio viene leggermente agitato. Poscia esso viene chiuso con un tappo di gomma o di sughero pulito e che tappi bene e viene fortemente scosso per un paio di volte.

Una buona e giusta coagulazione è resa manifesta adesso dal fatto che il sangue non spumeggia (tuttalpiù appaiono

---

(1) Folin e Wu - Journ. Biol. Chem. 38, 90 (1919); 41, (1920).

una o due bollicine d'aria) e che il color rosso del sangue si cambia in bruno. Nello scuotere il liquido esso deve mandare un suono metallico, come quando si agita il mercurio.

Se non si verifica cambiamento di colore è segno che non si è aggiunto abbastanza acido, ed in tal caso si immetta a gocce $H_2SO_4$2n agitando con forza. Dopo l'aggiunta di ogni goccia si lasci stare alcuni minuti il liquido prima di aggiungere altro $H_2SO_4$2n. In nessun caso dovrebbero occorrere più di 10 goccie perchè appaia il cambiamento di colore e la coagulazione sia completa. La quantità d'acido è appunto sufficiente per liberare l'acido volframico dal suo sale di sodio; si deve però evitare un eccesso di acido. La reazione del filtrato di sangue sul rosso Congo deve essere soltanto neutra o debolmente acida.

Se la dealbuminazzazione non riesce perfetta, si getti via il campione e si intraprenda una nuova prova. Il provare e riprovare a lungo non ha però scopo alcuno.

Il sangue è ora diluito da 5 a 50 cc. cioè dieci volte. Se occorre una maggior quantità di filtrato di sangue si deve naturalmente trattare una quantità maggiore di sangue, ma si debbono aumentare nelle stesse proporzioni anche le aggiunte cosicchè in definitiva si ottenga sempre una diluizione di 10 volte. Cinque cc. di sangue danno però un filtrato sufficiente per l'esecuzione di tutti i dosaggi.

Ora si prepari per la filtrazione un filtro a pieghe asciutto e capace di contenere in una sol volta i 50 cc. Basta per ciò un filtro a pieghe del diametro di 12 cm. Non si inumidisca il filtro con acqua, bensì con alcune goccie del liquido chiaro che è sopra il precipitato nel piccolo matraccio.

Si lasci dapprima che il filtro assorba bene affinchè se ne chiudano i pori, poi vi si versi tutto in una volta l'intero contenuto del matraccio. Se si seguono tali norme il filtrato scorrerà tosto limpido come acqua. Se il primo filtrato non esce chiaro dal filtro, lo si riversi in esso finchè si ottenga un filtrato assolutamente limpido. Il filtrato viene conservato per le ulteriori ricerche in una boccetta piccola, pulita ed asciutta.

Per i dosaggi che saranno descritti il filtrato deve essere approssimativamente neutro. Si prova perciò una goccia del filtrato con carta al rosso Congo.

Se si deve conservare il filtrato per qualche tempo, prima della elaborazione, vi si aggiungano un paio di goccie di toluolo e si chiuda la boccetta con un buon tappo per impedire la putrefazione. Per il dosaggio dello zucchero secondo Folin e Wu il sangue può conservarsi 4 e più giorni a 20-33° se vi si mescola una goccia di soluzione di formalina al 40 % su ogni 5 cc. di sangue.

III.

DOSAGGIO DELL'AZOTO RESIDUO.

Principio del metodo.

Si determina l'azoto residuo trasformando l'azoto del filtrato di sangue in ammoniaca col sistema di Kjeldahl. Si determina colorimetricamente l'ammoniaca mescolando la soluzione col reagente di Nessler e paragonando la tinta con quella d'una soluzione di contenuto ammoniacale noto.

Soluzioni occorrenti:

1) Soluzione di solfato d'ammonio di quantità nota. Circa 0,5 gr. di solfato d'ammonio puro vengono essiccati a 100° e 0, 2830 gr. di essi vengono sciolti nell'acqua in un matraccio tarato da un litro, contenente tale quantità d'acqua. Cinque cc. della soluzione contengono 0,3 mmgr. di N.

2) Soluzione acida d'incenerimento. Si mescolano 100 cc. di H_2SO_4 concentrato con 10 cc. di soluzione di solfato di rame al 10 % e con 10 cc. di acqua.

3) Reagente di Nessler.

Trecento cc. di liscivia di soda al 33 % (liscivia di Kjeldahl) vengono portati a 900. La soluzione ha un peso specifico di 1,152. Poscia si sciolgono 150 gr. di KI puro (Kahlbaum) in 100 cc. d'acqua calda scuotendo, indi si aggiungono 200 gr. di ioduro di mercurio (Kahlbaum), si colma sino ad un litro e, dopo un riposo di due giorni, si porta la miscela a 2 litri.

Si versano 750 cc. di questa soluzione in 3500 cc. di liscivia di soda rimescolando bene e diluendo con 750 cc. di acqua priva d'ammoniaca, dimodochè il volume totale sia portato a litri cinque. La soluzione di Nessler diventa sempre migliore se si lascia riposare a lungo.

Tale soluzione di Nessler così preparata contiene in 15 cc. sufficiente alcalina per neutralizzare 1 cc. di miscela con acido solforico e per fornire con ammoniaca una tinta adatta per una diluizione a 50 cc. Per stabilire ciò si misura con una buretta 2cc. della soluzione acida d'incenerimento, si aggiungono 55 cc. d'acqua e 30 cc. di soluzione di Nessler, si riemposcia 55 cc. d'acqua e 30 cc. di soluzione di Nessler, si riempie sino a 100 cc. e si osservi se si sviluppi una colorazione dal giallo carico sino al giallo bruno. Se questo avviene la soluzione di Nessler è adoperabile. Se non si ottiene che il colore della soluzione sia chiaro, giallo bruno, allora la soluzione di Nessler contiene o troppo poco alcali o del carbonato. Si ottengono allora delle soluzioni rosso-brune, torbide, che non sono affatto adatte per dosaggi colorimetrici.

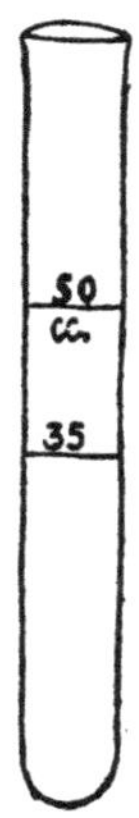

Fig. 1. -- Provetta per la microreazione sec. *Kjeldahl.*

Esecuzione del dosaggio.

Cinque cc. di filtrato di sangue dealbuminizzato vengono introdotti con una pipetta in un tubo di vetro per la microreazione sec. Kjeldahl (vedi la fig. 1), vi si aggiungono 1 cc. di miscela d'acido solforico e 2-3 pezzetti di vetro; si riscalda la soluzione di reazione su una lampada finchè tutta l'acqua è evaporata e si sviluppano bianchi vapori di anidride solforica. Si continua a riscaldare sino a completa decolorazione (circa 3 minuti) ma *non di più*. Dopo il raffreddamento (1 a 2 minuti) si diluisce con acqua sino al segno 35, si raffredda nuovamente, si riempie sino a 50 con la soluzione di Nessler e si rimescola bene. Dopo l'aggiunta del reagente di Nessler si deve far raffreddare sotto la cannella dell'acqua. Si ottiene una soluzione limpida giallo-carico Se la soluzione riuscisse torbida, si dovrebbe centrifugare una parte del liquido per allontanare il fine precipitato formatosi.

A questo punto si prepari (eventualmente durante la centrifugazione) la seguente soluzione di paragone:

Cinque cc. di soluzione di solfato d'ammonio sono introdotti con una pipetta in un matraccio graduato di circa 100 cc. di capacità, si aggiungono 30 cc. di acqua, poi 2 cc. di soluzione di acido solforico, quindi 30 cc. di soluzione di Nessler, si riempie a 100 e si scuote bene.

Le due soluzioni sono ora paragonate tra di loro nel colorimetro.

Uso del Colorimetro (secondo Duboscq).

Ci si assicuri dapprima che l'apparecchio sia perfettamente pulito e che le guarnizioni di gomma del cilindro chiudano bene, si versi quindi nei due cilindri di vetro puliti ed asciutti alquanto della soluzione di paragone, si ponga ad esempio la parte sinistra sul 20 e si stabilisca l'uguaglianza di colore. Si ottiene ciò con maggior facilità allorchè girando brevemente la vite destra, si fa diventare con rapida successione più pallido o più intenso il colore della soluzione da esperimentare contro la soluzione di paragone. Con movimenti sempre più brevi si raggiunge presto l'uguaglianza di colore. Bisogna badare di eseguire al più presto il collocamento per l'uguaglianza di colore, poichè spesso le soluzioni di esperimento alterano presto le loro tinte. Le letture d'ambo i lati debbono essere uguali. Se così non è, allora la luce non è probabilmente uguale o uno dei due prismi si è allentato nell'invitarlo. Quando il colorimetro è in ordine si lasci in uno dei cilindri la soluzione di paragone, si vuoti l'altro, lo si lavi parecchie volte con acqua, quindi due volte con la soluzione da esperimentare, e lo si riempia poscia con questa. La soluzione di paragone è messa a 20 ed ora si pone la soluzione ignota nel modo sopra descritto.

$$\text{CALCOLO} = \frac{\text{Grado della soluzione di paragone}}{\text{Grado della soluzione da esperimentare}} \times 30 = \text{mmgr. di azoto residuo in 100 cc. di sangue}$$

Il calcolo si basa sulle seguenti considerazioni i 5 cc. di filtrato di sangue convenientemente trattati corrispondono a 0,5 cc. di sangue. Questi sono portati a 50 cc. per il paragone colorimetrico, mentre la soluzione di paragone fu portata a 100 cc. Se in definitiva si fosse letto 20 anche alla soluzione da determinarsi, questa dovrebbe contenere altrettanto N come la soluzione di paragone cioè 0,3 milligr. in 100 cc. Ma siccome la soluzione di paragone è soltanto portata a 50 cc. così il contenuto di N sarebbe soltanto la metà cioè 0,15 mmgr. I 5 cc. di filtrato di sangue, ossia 0,5 cc. di sangue conterrebbero dunque 0,15 mmgr. di N e per conseguenza 100 cc. di sangue 200 × 0,15 mmgr. ossia 30 mmgr. Se ora per la soluzione da determinarsi si fosse per esempio letto 30 invece di 20 il contenuto sarebbe:

Il sangue normale contiene in 100 cc. da 25 a 40 mmgr. di azoto residuo.

IV.

DOSAGGIO DELL'UREA.

I. — DOSAGGIO SECONDO VAN SLYKE E CULLEN (1)

Principio del metodo.

L'urea nel filtrato di sangue si trasforma per mezzo dell'azione dell'ureasi in carbonato d'ammonio, viene poi liberata l'ammoniaca con eccesso di liscivia di soda ed aspirata per mezzo d'una corrente d'aria in una soluzione contenente dell'acido ed in cui viene colorimetricamente determinata per mezzo della soluzione di Nessler.

Soluzioni occorrenti.

1) Soluzione d'ambiente. Questa soluzione in un litro contiene un terzo di grammo-molecola di NaH_2PO_4 e 2/3 di grammo-molecola di Na_2HPO_4 (46,03 gr. di $NaH_2PO_4+H_2O$ e 238,8 gr. di $Na_2HPO_4+12\ H_2O$ per litro).

Polvere di ureasi (acquistata da una ditta fidata) oppure soluzione di ureasi. Per ottenere una soluzione di ureasi priva di ammoniaca si usa il procedimento alla permutite. In un matraccio della capacità di 200 cc. si introducono tre gr. di polvere di permutite; si lava una volta decantando con acido acetico al 2% e due volte con acqua. Quindi ci si versano sopra 100 cc. di alcool al 30 % (35 di alcool al 95 % allungati con 70 cc. d'acqua), si aggiungono 5 gr. di farina di fagioli di soja e si scuote per 10 minuti. Poscia si filtra e si raccoglie il filtrato in 3 boccette della capacità di 25-50 cc. Uno dei piccoli matracci è subito messo in uso, i rimanenti vengono tappati e conservati nel ghiaccio. Essi sono ancora usabili per

(1) Van Slyke e Cullen. — Journ. biol. Chem. 19, 221, (1914) - Marshall ibid. 15, 487, (1913).

3 o 4 settimane almeno. Messa in uso la soluzione dura almeno per una settimana alla temperatura della stanza, purchè sia riparata dalla luce diretta del sole. Un cc. di soluzione di ureasi basta per fornire in un'ora a 20° 300 mmgr. di azoto ureico, in 200 cc. di soluzione 37 a 22 mmgr. di N. In 18 ore la decomposizione è completa.

3) Reagente di Nessler come in III (3).

4) Soluzione di paragone come in III (1).

5) Soluzione di acido cloridrico n/20 (o solforico idem).

Esecuzione del dosaggio.

Un'ampia provetta che si adatti all'apparecchio di distillazione a corrente d'aria (v. fig. 2), è accuratamente ripulita sciacquandola con acido nitrico e poi lavandola bene con acqua ed asciugandola. La risciacquatura con acido nitrico è necessaria per allontanare le traccie di metalli (rame, ferro, mercurio ecc.) che altererebbero l'ureasi. Con la pipetta si immettono 5 cc. di filtrato di sangue dealbuminizzato nella provetta, e vi si uniscono due goccie della miscela d'ambiente e la punta di un coltello di polvere di ureasi oppure 0,5 a 1,0 cc. della suddescritta miscela d'ureasi. L'aggiunta della soluzione d'ambiente ha lo scopo di stabilire ed ottenere la concentrazione H-ionica più favorevole per l'azione dell'ureasi. La reazione rimarrà ora sempre approssimativamente neutra. La miscela è adesso portata per dieci minuti in un bagno maria a 40°. Questo spazio di tempo è bastevole per trasformare l'urea totale in carbonato d'ammonio. Frattanto si è preparato l'apparecchio di distillazione introducendo nel recipiente 2 cc. di HCl n/20, che si diluiscono a circa 20 cc. Indi si aggiungono alla soluzione da esperimentarsi 2 cc. di NaOH al 10 % e 1 a 2 goccie di alcool amilico per impedire lo spumeggiare, si colloca la provetta nell'aspiratore e si aspira per 30 minuti con la pompa a getto d'acqua una corrente d'aria libera attraverso all'apparecchio. Quindi si aggiungono nel recipiente 2,5 cc. di soluzione di Nessler, si porta a 25 cc. e si paragona con la soluzione seguente.

Soluzione di confronto: 5 cc. di soluzione di solfato di ammonio pari a 0,3 mmgr. di N si diluscono in un matraccio della capacità di 100 cc. con circa 80 cc. d'acqua, si aggiungono poi 10 cc. della soluzione di Nessler e si riempie sino al segno.

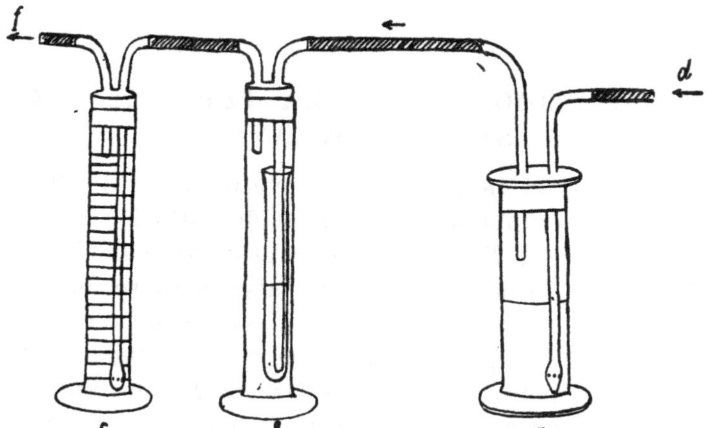

Fig. 2. — Apparecchio per distillazione a corrente d'aria

L'apparecchio consiste nella bottiglia d'acqua *a* contenente acido solforico al 10 % per liberare dall'ammoniaca l'aria che entra da *d* nell' apparecchio.

Il cilindro *b* contiene la provetta con la soluzione da esperimento, il cilindro *c* contiene 2 cc. di HCl n/20 cc. per prendere l'ammoniaca che si sviluppa in *b*. In *f* l'apparecchio si sospende alla pompa a getto d'acqua.

Le connessioni di vetro e di gomma sono visibili nella figura.

Prima di adoperare l'apparecchio si provi se tutti i tappi ecc. chiudano bene.

CALCOLO = $\frac{\text{Grado della soluzione di paragone (20)}}{\text{Grado della soluzione da determinarsi}} \times 15$ = mmgr. di azoto ureico in 100 cc. di sangue

Le considerazioni sono eguali a quelle per il calcolo dell'azoto residuo.

Siccome però la soluzione di paragone è portata a 100 e quella da esperimentarsi soltanto a 25 così il rapporto

$$\frac{\text{Soluzione di paragone}}{\text{Soluzione da esperimentarsi}}$$

deve esser moltiplicato per 15 e non per 30.

Il sangue normale contiene circa 10 a 18 mmgr. di azoto ureico in 100 cc.

II. — DOSAGGIO DELL' UREA PER MEZZO DELLA SCISSIONE NELL'AUTOCLAVE.

Si immettono in un'ampia provetta 5 cc. di filtrato di sangue, vi si aggiungono 1 cc. di acido solforico normale, si copre con stagnola l'apertura della provetta e si riscalda per 10 minuti nell'autoclave a 100° la miscela di reazione. L'autoclave, prima di venir aperto deve esser raffreddato sotto a 100°. Si determina poi l'ammoniaca o col sistema della corrente d'aria o per mezzo di una diretta Nesslerizzazione del liquido e col paragone con una soluzione di contenuto noto.

III. — DOSAGGIO DELL'UREA (secondo il metodo diretto di Myer (1) modificato da Gettler).

Principio del metodo.

Il sangue ossalato è trattato direttamente con l'ureasi, dopo la completa trasformazione dell'urea in carbonato di ammonio vi si sottraggono i corpi albuminoidi del sangue secondo il metodo di Folin e Wu e si determina l'ammoniaca nel filtrato secondo Nessler (vedi pag. 16).

Esecuzione.

Un po' di ureasi (circa 0,1 gr.) è introdotta in un matraccio di Erlenmeyer, quindi si misurano con la pipetta 2 cc. di sangue ossalato e finalmente 14 cc. d'acqua. Dopo un buon rimescolamento si pone in matraccio per 15 minuti in un bagno d'acqua a 50°. Indi si aggiungono 2 cc. di soluzione di tungstato di sodio al 10%, poscia rimescolando sempre 2 cc.

(1) Myer - Practical chemical analysis of blood, 1921, pag. 35.

di acido solforico 2/3 normale. Poi si scuote bene. La precipitazione dei corpi albuminoidi è finita allorchè il colore diventa rosso bruno e agitando violentemente non si forma alcuna schiuma, ma si ode soltanto un suono metallico. Se la precipitazione è incompleta si aggiungano una o due gocce di acido solforico 2 n, finchè si raggiungano le condizioni suddette. Si filtra quindi con un filtro asciutto e le porzioni prima passate vengono rifiltrate, finchè si ottenga un filtrato interamente limpido. Il filtrato non deve più schiumeggiare nello scuoterlo.

Si pongono 5 cc. di questo filtrato in un pallone tarato di 25 cc. di capacità, quindi 5 cc. di reagente di Nessler, il tutto è riempito a 25 cc. In un secondo matraccio tarato a 25 cc. si misurano 5 cc. di soluzione di controllo di solfato di ammonio (contenente 0,10 mmgr. di N) e 5 cc. di soluzione di Nessler e si riempie sino a 25 cc. con acqua. Le due soluzioni sono allora paragonate tra loro nel colorimetro

$$\text{CALCOLO} = \frac{\text{Grado della soluzione di paragone}}{\text{Grado della soluzione da esperimento}} \times 20 = \text{mmgr di azoto ureico in 100 cc. di sangue}$$

V.

DOSAGGIO DELL'ACIDO URICO.

I. — DOSAGGIO DELL'ACIDO URICO (Metodo diretto secondo Folin (1).

Principio del metodo.

Il filtrato di sangue viene senz'altro mescolato con una speciale soluzione di acido fosfo-volframico e riscaldato. La tinta bleu proveniente dalla presenza dell'acido urico è paragonata con una tinta che prende nelle medesime condizioni una soluzione di paragone dell'acido urico.

Il cianuro di sodio opera come alcali e carica la tinta bleu, mentre l'aggiunta di solfato di litio deve indebolire l'azione del sale di potassa. Il metodo pare serva benissimo per il sangue umano, meno bene per altre qualità di sangue.

Soluzioni occorrenti.

1) Reagente dell'acido urico secondo Folin e Denis. In un matraccio della capacità di un litro si pongono 750 cc. d'acqua, 100 gr. di tungstato di sodio puro, e 80 cc. di acido fosforico (85 % H_3PO_4). L'apertura del matraccio è chiusa con un imbuto in cui sta un piccolo vetrino da orologio. La soluzione è tenuta per 2 ore a leggera bollitura e quindi portata ad un litro. Se si fa bollire per 24 ore invece che per due si ottiene un reagente più forte.

2) Soluzione di solfato di litio. Si sciolgono 20 gr. di solfato di litio puro polverizzato in 80 cc. d'acqua fredda e si diluiscono a 100 cc. Se la soluzione non è interamente chiara, la si deve filtrare.

3) Soluzione di cianuro di sodio. Si adopera una solu-

(1) FOLIN - Jorn. Biol. Chem. - 54, 153 (1922).

zione al 15 % di cianuro di sodio puro bianco in una soluzione al 10 % di idrato di sodio. Il vecchio cianuro di sodio, che è già scomposto dall'acido carbonico dell'aria non deve essere usato. Si pesano per es. da 100 e 400 gr. di cianuro di sodio, si pongono in un grande calice aggiungendo per ogni grammo di cianuro 6,7 cc. di liscivia di soda n/10 e si mescola bene finchè tutto è sciolto.

Si mette indi la soluzione in una bottiglia e vi si lascia prima di usarla due settimane e più. Le soluzioni di cianuro diventano migliori quanto più a lungo si conservano e conviene perciò farne una provvista per almeno tre mesi. E' consigliabile di eseguire sulla soluzione di cianuro una prova a vuoto nel modo seguente: 7 cc. di acqua, 2 goccie di soluzione di solfato di litio e 2 cc. di soluzione di cianuro si mettano in una provetta, vi si aggiunga 1 cc. del suddetto reagente dell'acido urico e si lasci per 2 minuti.

La soluzione deve essere incolore. Poi si riscalda in un bagno d'acqua bollente per sessantas econdi e quindi si fa raffreddare. E' possibile che si manifesti ora una lieve colorazione. Per decidere se questa sia reale o no, si ripete la prova sopradescritta in due provette e con soluzione di paragone dell'acido urico. In uno dei vetri si mettono 5 cc. di soluzione di paragone di acido urico, nell'altro 3 cc. della medesima e 2 cc. di acqua. Dopo il riscaldamento si diluiscono a dieci cc. le suddette quantità di reagenti e si esaminano nel colorimetro. Se il cianuro è perfetto, la soluzione di acido urico più debole darà il numero di lettura teoricamente richiesto: cioè 33,5 mm. mentre la soluzione più forte si trova a 20.

4) Soluzione di paragone dell'acido urico. Un grammo di acido urico (misurato con precisione) è messo in un imbuto che entra in un matraccio della capacità di 300 cc. Si sciolgono in un calice della capacità di 300 cc. circa 0,45-0,50 grammi di carbonato di litio in 150 d'acqua, mentre agitando sempre si riscalda sin sopra 60°. Quando tutto il carbonato è sciolto, il liquido caldo viene usato per bagnare l'acido urico nel matraccio. L'acido urico si scioglie quasi immediatamente. Si raffreddi quindi sotto la cannella dell'acqua scuo-

tendo continuamente, si travasi la soluzione in un matraccio graduato della capacità di un litro: si risciacqui accuratamente, e si riempia anzitutto a circa 400 sino a 500 cc. Quindi si aggiungano 25 cc. di formalina al 40%, si rimescoli bene e si acidifichi la soluzione con 3 cc. di acido acetico glaciale. Dopo che con lo scuotere ripetutamente si è allontanata la maggior parte di acido carbonico, si porta ad un litro e si mescola bene il tutto.

Questa soluzione madre è ripartita in una serie di piccole boccette (da 100 a 150 cc.), che vengono turate con tappi di sughero e conservate in un luogo buio. Tali soluzioni di paragone durano invariate per parecchi mesi.

La soluzione diluita di paragone dell'acido urico per il dosaggio dell'acido urico nel sangue, contenente 0,02 mmgr. di acido urico in 5 cc. si compone nel modo seguente:

Si pone in un matraccio tarato da 250 cc. un cc. dell'ora descritta soluzione di acido urico e formalina, si mette acqua a metà, poi dieci cc. di acido solforico 2/3 normale (come si usa per la dealbuminizzazione del sangue), dipoi 1 cc. di soluzione di formalina al 40 % (non di più), si riempie sino al segno e si attacca alla bottiglia un cartellino con la data della esecuzione. Le soluzioni di paragone diluite debbono esser composte spesso, finchè non siano stabilite le speciali condizioni del relativo laboratorio per la durata della conservazione.

Esecuzione del dosaggio.

Si versano in una provetta (che porti un segno a 25 cc.) cinque cc. di filtrato di sangue e 2 cc. d'acqua. In un vetro uguale si mettono 5 cc. della soluzione di paragone di acido urico diluita e parimenti 2 cc. d'acqua. In ciascuna di queste provette si aggiungono due-tre goccie di solfato di litio al 20% e da una buretta 2 cc. di soluzione di cianuro di sodio al 15 %.

In seguito si pongono in ogni provetta 1 cc. del reagente dell'acido urico secondo Folin e Denis, si rimescola e si lascia per 2 minuti in riposo.

Indi le due provette sono messe per 60 secondi in un bagno d'acqua bollente, quindi, senza scuotere, vengono raffreddate sotto la cannella dell'acqua, portate sino al segno (25 cc.) e, come al solito paragonate colorimetricamente. Quando la soluzione di paragone sia stata fissata a 20 si ha:

$$\text{CALCOLO} = \frac{20}{\text{Grado della soluzione da esperimento}} \times 4 = \text{mmgr. di acido urico in 100 cc. di sangue}$$

II. — DOSAGGIO DELL'ACIDO URICO SECONDO FOLIN (Metodo d'isolamento) (1).

Principio del metodo.

L'acido urico viene precipitato direttamente dal filtrato di sangue quale urato d'argento, il precipitato è decomposto per mezzo di una soluzione di NaCl e l'acido urico è poscia determinato colorimetricamente dopo l'aggiunta del reagente dell'acido urico secondo Folin e Denis.

Soluzioni occorrenti.

1) Soluzione di lattato d'argento. Si sciolgono 100 gr. di lattato d'argento in circa 700 cc. d'acqua. In seguito a 100 cc. di acido lattico all'85 % si unisce una soluzione al 10 % di idrato di sodio; questa soluzione parzialmente neutralizzata si aggiunge alla soluzione di lattato d'argento, si porta la miscela ad 1 litro e si mette da parte affinchè possa verificarsi una eventuale precipitazione. Si adopera solo il liquido chiaro.

2) Soluzione di NaCl. Ci si serve di una soluzione di cloruro di sodio al 10 % in soluzione di acido cloridrico n/10 (2).

Esecuzione del dosaggio.

In un piccolo tubo da centrifuga si immettono 5 cc. di filtrato di sangue e quindi con una pipetta per il sangue 7

(1) Journ. Biol. Chem. - 54, 153 (1922).

(2) Le altre soluzioni sono le stesse di quelle del metodo diretto di Folin.

cc. di soluzione di lattato d'argento. Si lascia in riposo per 1 o 2 minuti poi si centrifuga. L'acido urico si trova allora per intero nel precipitato. Il liquido sovrastante viene quanto più è possibile decantato si tratta il precipitato con 1 cc. di soluzione di NaCl, e lo si agita a fondo con un sottile bastone di vetro, si aggiungono 4 cc. d'acqua, si agita ancora una volta e quindi si centrifuga. Il liquido soprastante, che non occorre sia perfettamente limpido, è versato in una provetta graduata a 25 cc. In un'altra provetta uguale si mettono 5 cc. di soluzione di paragone di acido urico e nel contenuto di ciascuno dei due vetri si versano 2 goccie di soluzione di solfato di litio, 2 cc. di soluzione di cianuro di sodio e 1 cc. del reagente dell'acido urico. Dopo d'aver rimescolato, si lascia in riposo per due minuti, si riscalda per 60 secondi in un bagno di acqua bollente, si raffredda, si porta al segno e si determina colorimetricamente come nel metodo diretto già descritto.

$$\text{CALCOLO} = \frac{\text{Grado della soluzione di paragone}}{\text{Grado della soluzione d'esperimento}} \times 4 = \text{mmgr. di acido urico in 100 cc. di sangue}$$

III. — DOSAGGIO DELL'ACIDO URICO SECONDO BENEDICT (1).

Principio del metodo.

Il filtrato di sangue è direttamente trattato con acido arseno-fosfo-volframico e con cianuro di sodio. La tinta turchina proveniente da ciò si paragona con quella di una soluzione di paragone dell'acido urico.

Soluzioni occorrenti.

1) Reagente dell'acido urico. Si pongono 100 gr. di tunstato di sodio puro in un matraccio della capacità di un litro, aggiungendovi 600 cc. d'acqua. Quando i cristalli si sono disciolti, si aggiungono 50 gr. di pentossido di arsenico puro (As_2O_5) indi 25 cc. di acido fosforico all'85 % e 20 cc. di

(1) Journ. Biol. Chem. - 51, 187 (1922) - 54, 233 (1922).

acido cloridrico. Si bolle la miscela per 20 minuti, si raffredda e si porta ad un litro.

2) Soluzione di cianuro di sodio. Una soluzione al 5% di cianuro di sodio contenente 2 cc. di ammoniaca per ogni litro.

3) Soluzione di paragone dell' acido urico. Vengono sciolti 9 gr. di fosfato disodico puro cristallizzato (Na_2HPO_4) ed un gr. di fosfato monosodico cristallizzato (NaH_2PO_4) in 200-300 cc. d'acqua calda. Se la soluzione non è interamente limpida si deve filrare. Quindi essa è portata con acqua calda sino a 500 cc. ed ancora acqua calda (ma perfettamente limpida) si versa su 200 mmgr. d'acido urico che sospesi in poca acqua, stanno in un matraccio della capacità di un litro. Si scuote per qualche minuto finchè l'acido urico sia completamente disciolto. Dopo il raffreddamento si aggiunge 1 cc. (preciso) di acido acetico glaciale, si diluisce sino ad un litro e si rimescola bene.

Finalmente si aggiungono ancora 5 cc. di cloroformio per impedire lo sviluppo di batteri e di muffe. Cinque cc. di tale soluzione contengono precisamente 1 mmgr. di acido urico. La soluzione si conserva circa due mesi, qualora nel laboratorio non si abbiano temperature troppo elevate.

La soluzione di paragone diluita che contiene 0,02 mmgr. di acido urico in 5 cc. è preparata nel modo seguente: 10 cc. della suddetta soluzione di fosfato e acido urico sono misurati in un matraccio tarato a 500 cc., che si riempie a metà con acqua distillata. Si aggiungono 25 cc. di acido cloridico diluito (1 volume di acido cloridico concentrato in 10 volumi d'acqua) e si porta la soluzione a 500.

Esecuzione del dosaggio.

Si introducono 5 cc. di filtrato di sangue in una provetta di 18-20 mm. di diametro aggiungendovi 5 cc. d'acqua. In una seconda provetta vengono posti 5 cc. della soluzione di acido urico, che contengono 0,02 mmgr. di acido urico e sono ugualmente diluiti con 5 cc. d'acqua: in entrambi i tubi si aggiungono da una buretta 4 cc. di soluzione di cianuro di sodio (velenoso!) e quindi 1 cc. di soluzione d'acido arseno-fosfo-volframico. Il contenuto dei due tubi viene ora mescolato, rivoltandoli subito dopo l'aggiunta del reagente dell'acido urico, quindi sono immediatamente collocati in un bagno d'acqua bollente, dove rimangono per tre minuti dopo l'immersione dell'ultima provetta. Lo spazio di tempo tra l'immersione del primo e quella dell'ultimo tubo non deve essere più di un minuto. Dopo di essere state riscaldate per tre minuti, le provette vengono poste per altri tre minuti in un grande calice con acqua fredda e quindi può aver luogo la lettura al colorimetro (preferibilmente dopo 5 minuti che i vetri sono stati tolti dall'acqua fredda). E' opportuno di non impiegare più di 4 provette contemporaneamente con una soluzione di paragonne.

Calcolo.

Se si adopera la soluzione di paragone contenente 0,02 mmgr. di acido urico e si prendono 5 cc. del filtrato di sangue 1 : 10, il calcolo è il seguente:

$$\frac{\text{Grado della soluzione di paragone}}{\text{Grado della soluzione da esperimentare}} \times 4 = \frac{\text{mmgr. di acido urico in}}{\text{100 cc. di sangue}}$$

IV. — DOSAGGIO DELL'ACIDO URICO SECONDO LA MODIFICAZIONE DI MORRIS E MC. LEOD (1).

In due tubi da centrifuga si mettono 10 cc. di filtrato di sangue per ciascuno, in ogni saggio ½ cc. di soluzione di cloruro di zinco al 2,5% e ½ cc. di soluzione di carbonato di sodio al 10%. Si agita bene e si centrifuga per 2 minuti poi si decanta accuratamente il liquido soprastante. Sul precipitato nei tubi da centrifuga si versano ora 2 goccie di acido cloridrico al 10% 2 cc. d'acqua ed 1 cc. di soluzione di cianuro di sodio al 10%. Si rimescola bene e le due soluzioni vengono vuotate in un matraccio tarato da 25 cc. Si risciacqua con alcune goccie d'acqua.

Soluzione di paragone.

In un matraccio da 100 cc. si pongono un cc. di soluzione di paragone dell'acido urico, 60 cc. d'acqua, 10 cc. di

---

(1) Morris e Mc. Leod - Journ. Biol. Chem. - 50, 55 (1921).

soluzione di cianuro di sodio, 2 cc. di soluzione di acido arseno-fosfo-volframico; quindi si riempie sino al segno.

In pari tempo si aggiunge alla soluzione da esperimentare ½ cc. di soluzione di acido arseno-fosfo-volframico e la si porta a 25.

Come al solito dosaggio colorimetrico.

$$\text{CALCOLO} = \frac{\textbf{Grado della soluzione di paragone}}{\textbf{Grado della soluzione da esperimentare}} \times 2{,}5 = \text{mmgr. di acido urico in 100 cc. di sangue}$$

VI.

DOSAGGIO DELLA CREATININA (1).

Principio del metodo.

Si determina la creatinina per mezzo della reazione colorata che si ottiene nella prova di Jaffè con soluzione alcalina di acido piriaco. Il colore si paragona con quello che presenta una soluzione di creatinina di contenuto noto.

Soluzioni occorrenti.

1) *Soluzione satura acquosa di acido picrico.* La soluzione deve essere conservata al riparo della luce, poichè altrimenti si formano dei corpi che dànno una colorazione simile a quella dell'acido picraminico. L'acido picrico del commercio spesso non è abbastanza puro, per ciò esso deve essere accuratamente ricristallizzato con acqua calda. Si provi eventualmente la sua purezza col metodo di *Folin* e *Denis* (2).

2) *Liscivia di soda al* 10%.

3) *Soluzione di paragone della creatinina.* Si sciolgono gr. 1,61 di cloruro di zinco e di creatinina oppure gr. 1 di creatinina pura in un litro di HCl n. 10. La soluzione è ben conservabile. (Contiene 1 mmgr. di creatinina per 1 cc.).

Si travasano 6 cc. di questa soluzione di creatinina (pari a 6 mmgr. di creatinina) in un matraccio graduato ad un litro con 10 cc. di HCl normale, e portati sino al segno. Quindi vi si uniscono 5 goccie di toluolo. Cinque cc. di tale soluzione contengono 0,03 mmgr. di creatinina.

Il cloruro di zinco e di creatinina o la creatinina si ottengono colle modalità seguenti (3): 10 litri di urina fresca si allungano con 180 gr. di acido picrico sciolti in 450 cc.

---

(1) Folin e Denis - Journ. Biol. Chem. - 28, 349 (1916-17).
(2) Folin - Journ. Biol. Chem. - 17, 475 (1914).
(3) Benedict - Journ. Biol. Chem. - 18, 183 (1914).

di alcool a caldo. Si rimescola bene e si lascia stare per tutta la notte. Poscia si decanta il liquido dal precipitato, si porta su un filtro assorbente e quivi si lava con soluzione satura di acido picrico freddo e con l'aspirazione lo si asciuga quanto più è possibile. Per 100 gr. di questo picrato di potassio e di creatinina si aggiungono 60 cc. di acido cloridrico concentrato, si rimescola la massa nel mortaio per 3-5 minuti riducendola in una pasta uniforme e sottile, si aspira l'acido picrico con un filtro indurito e si lava poi due volte con tanta acqua che ogni volta la precipitazione ne rimanga coperta. Si trasporta il filtrato in un matraccio spazioso, lo si neutralizza con un eccesso di MgO solido, immettendone a poco a poco delle piccole quantità e raffreddando ogni volta sotto la cannella dell'acqua. Il precipitato viene aspirato, il residuo lavato due volte con un po' d'acqua. Il filtrato è ora convertito con alcuni cc. di acido acetico glaciale a reazione fortemente acida, con un volume quadruplo di alcool al 96% diluito e dopo un riposo di 15 minuti filtrato con la pompa aspirante. Il nuovo filtrato è allungato con 30 a 40 cc. di soluzione alcoolica di $ZnCl_2$ al 30% rimescolato e collocato durante la notte in un luogo fresco (ghiacciaia) per la cristallizzazione. I cristalli formatisi sono raccolti in un filtro assorbennte, lavati una volta brevemente con acqua, quindi molto con alcool al 50% ed infine con alcool al 96% e poi asciugati. Ricavo della creatinina esistente in totale: 90 a 95%.

Il sale viene ancora ricristallizzato col metodo seguente:

Si fanno bollire 10 gr. di cloruro di zinco e di creatinina in 100 cc. d'acqua e 60 cc. di acido solforico normale sino a formare una soluzione chiara, quindi vengono mescolati con circa gr. di carbone animale, tenuti ancora un minuto in ebollizione e poscia aspirati con la pompa. Si riversano nel filtro le prime porzioni per ottenere un filtrato perfettamente limpido ed incolore. Il carbone animale è lavato con un po' d'acqua bollente ed il filtrato ancora caldo viene mescolato con 3 cc. di soluzione di cloruro di zinco e 7 gr. di acetato di potassio sciolto in un po' d'acqua. Dopo 10 minuti si allunga col doppio volume di alcool al 96% e si colloca nella ghiacciaia per la cristallizzazione. I cristalli formatisi di cloruro di zinco e di creatinina sono dapprima separati decantandoli dalla liscivia madre, quindi rimescolati col doppio d'acqua del loro peso, filtrati per togliere l'acetato di potassa, lavati prima con acqua fredda, poi con alcool al 95% ed asciugati. Ricavo: da 8-9 gr. di cloruro di zinco e di creatinina.

Da ciò si ottiene la creatinina col seguente metodo:

I cristalli di cloruro di zinco e di creatinina, che si sono ottenuti, sono finemente polverizzati e versati in un matraccio e bagnati con sette volte tanto il loro peso di ammoniaca concentrata. Il liquido viene riscaldato ed agitato con precauzione finchè tutto è sciolto senza che sia sfuggita molta ammoniaca. Si chiude il matraccio con tappo e si tiene nella ghiacciaia per una o due ore. Quindi la creatinina pura si cristallizza con un ricavo del 60-80%. Si aspira rapidamente in un piccolo filtro e si lava una volta con acqua fredda distillata. Se il prodotto ha ancora una tinta gialliccia, lo si può ancora sciogliere una volta nel quintuplo del suo peso di ammoniaca calda concentrata e quindi cristallizzarlo di nuovo per mezzo del raffreddamento. Infine lo si cristallizza con una piccola quantità di alcool caldo. Il prodotto ottenuto è puro e può esser adoperato come sostanza di paragone per i dosaggi colorimetri della creatinina.

Esecuzione del dosaggio.

Ci si prepari anzitutto una soluzione alcalina di acido picrico puro, mettendo in una bottiglia 25 cc. (o 50 cc.) della soluzione satura di acido picrico, aggiungendovi 5 cc. (o 10 cc.) di soluzione di idrato di sodio e rimescolando bene.

S'introducono in un matraccio o in una provetta 10 cc. di filtrato di sangue, in un'altra 5 cc. di soluzione di paragone della creatinina; questi ultimi si diluiscono con 20 cc. d'acqua. Al filtrato di sangue vengono aggiunti 5 cc. della soluzione alcalina di acido picrico recentemente preparata e 10 cc. alla soluzione di paragone. Si attende per 8 o 10 minuti e si eseguisce quindi nel solito modo il dosaggio colorimetrico. Così facendo non bisogna mai scordare d'accertarsi che le due parti del colorimetro indichino un grado uguale allorchè entrambe siano riempite con la soluzione di paragone. La lettura deve esser terminata in 15 minuti da quando fu aggiunta la soluzione alcalina di acido picrico. Non è perciò consigliabile di esaminar in una volta più di 3 a 4 filtrati di sangue.

Calcolo.

Il grado in millimetri della soluzione di paragone (ordinariamente 20) moltiplicato per 1,5 × 3 × 4,5 o 6 (secondo la quantità di soluzione di paragone adoperata) e diviso per il grado della soluzione di esperimento in millimetri, dà il contenuto in milligrammi di creatinina in 100 cc. di sangue. In questo calcolo si rammenti che la soluzione di paragone è diluita il doppio della soluzione da esperimentare, cosicchè ogni 5 cc. della soluzione di paragone contenenti 0,03 mmgr. di creatinina corrispondono a 0,015 mmgr. nel filtrato di sangue.

VII.

DOSAGGIO DELLA CREATINA E DELLA CREATININA (Creatinina totale).

Principio del metodo.

Nel Sangue si trova molta più creatina che creatinina. Per determinare la creatina si converte in creatinina. Ciò avviene per mezzo del riscaldamento nell'autoclave con acido cloridrico normale per 20 minuti a 130°. Quindi la creatinina totale viene determinata colorimetricamente.

Soluzioni occorrenti.

Una soluzione normale di HCl oltre le soluzioni indicate nel paragr. VI.

Per questo dosaggio è necessario un autoclave che possa essere riscaldato a 150°.

Esecuzione del dosaggio.

Si introducono con una pipetta 5 cc. di filtrato di sangue in una provetta di vetro di Iena. Questa deve poter contenere da 50 a 75 cc. e portare un segno a 25 cc. Si aggiunge 1 cc. di n HCl, si richiude l'apertura del tubo con una carta di stagnola e si riscalda a 130° il vetro stesso nell'autoclave per 20 minuti. Si riapra solo l'autoclave quando la temperatura sia scesa sotto i 100°. Si toglie fuori la provetta e la si raffredda sotto la cannella dell'acqua, quindi si aggiungono 5 cc. di soluzione alcalina d'acido picrico, si attende da 8 a 10 minuti e si porta a 25 cc. La soluzione di paragone si prepara introducendo 10 cc. della soluzione di creatinina in un matraccio tarato a 50 cc. Vi si uniscono 2 cc. di n HCl e

10 cc. di soluzione alcalina di acido picrico, si lascia stare per 8 a 10 minuti e si porta a 50 cc.

$$\text{CALCOLO} = \frac{\text{Grado della soluzione di paragone}}{\text{Grado della soluzione da esperimentare}} \times 6 = \text{mmgr. di creatinina totale in 100 cc. di sangue}$$

Il sangue úmano normale contiene circa 6 mmgr. di creatinina totale in 100 cc.

VIII.

DOSAGGIO DELL'AZOTO DEGLI AMINOACIDI (1).

Principio del metodo.

Questo metodo è basato sulla reazione colorata che dànno gli amino-acidi con l'acido β-nafto-chino-solforico in soluzione alcalina.

Soluzioni occorrenti.

1) Una soluzione preparata di fresco di β-nafto-chino-solfato di sodio al 0,5%.

Preparazione del β-naftochinosolfato di sodio (descrizione dettagliata del metodo di Folin).

Per ottenere 75-90 gr. di sostanza pura sono necessarie le seguenti quantità di reagenti:

1000 cc. di acido solforico freddo al 10%.
100 cc. di acido nitrico concentrato.
500 cc. di acido cloridrico concentrato.
300 cc. di soluzione di idrato di sodio al 10%.
2000 cc. di soluzione di cloruro di sodio al 10%.
1 cc. di bromo.
50 gr. di nitrito di sodio.
100 gr. di nitrato di sodio.
50 gr. di solfito di sodio.
100 gr. di bisolfito di sodio.
400 gr. di borace.
100 gr. di β-naftolo puro.
2000 cc. circa di alcool.
200 cc. circa di etere.
1000 gr. di ghiaccio.

a) Si mettono 100 gr. di β-naftolo in un calice della ca-

(1) Folin - Journ. Biol. Chem. - 51, 377 (1922).

pacità di un litro, vi si aggiungono 300 cc. di soluzione di idrato di sodio al 10% e si mescola con un agitatore di vetro sino al completo scioglimento (circa 10 a 15 minuti).

b) Si uniscono 50 a 55 gr. di nitrito di sodio con 600 cc. d'acqua in un calice della capacità di quattro litri e vengono agitati finchè tutto sia sciolto (circa 3 a 5 minuti).

c) La soluzione alcalina di β-naftolo è versata nel calice della capacità di quattro litri in cui è la soluzione di nitrito, e dopo si risciacqua con circa 100 cc. d'acqua il calice.

d) Nella miscela di naftolo e nitrito si aggiungono 800 gr. di ghiaccio pestato.

e) Si misurano in un cilindro tarato 200 cc. di acido solforico freddo diluito (al 10%) e sono versati lentamente lungo la parete laterale del calice contenente la soluzione di reazione; durante il versamento, si agita fortemente e continuatamente con una robusta bacchetta di vetro. L'operazione dura circa 1-2 minuti. Si prosegue ancora il rimescolamento per circa uno o due minuti dopo l'aggiunta dell'acido solforico; quindi si riempie una seconda volta il cilindro con acido solforico che si fa scorrere nello stesso modo. L'aggiunta di acido solforico, nella quantità di 200 cc. per volta, si ripete finchè se ne siano adoperati 800 cc. Si aggiunge acido solforico sino a che la miscela nel calice dia una manifesta e durevole reazione alla carta al rosso Congo. (La durata della intera operazione è di circa 15 a 20 minuti).

Dalla prima aggiunta dell'acido comincia a formarsi una precipitazione gialla che aumenta costantemente finchè tutto il liquido della reazione si trasforma in una pasta semisolida. La precipitazione deve avere una tinta lievemente verdastra. Se il precipitato è spiccatamente verde, vuol dire che le disposizioni non sono state seguite bene ed il risultato sarà meno buono. Dopo l'immissione dell'ultima dose di acido si lascia a riposo per un'ora. E' importante di non trascurare ciò, poichè senza tale precauzione rimane nel liquido della reazione molto β-naftolo invariato che disturba quando si voglia sciogliere la precipitazione in solfito. Un riposo più prolungato non danneggia ma è soverchio.

f) Si filtra poi attraverso ad un imbuto di Buchner di

20 cm. di diametro con un'aspirazione moderata e si risciacqua poi con circa 1500 cc. d'acqua fredda.

g) Il precipitato (nitroso-β naftolo) viene ora immesso in una spaziosa capsula per l'evaporazione e vi si stendono sopra 100 gr. di bisolfito di sodio e 50 gr. di solfito di sodio: si rimescola bene con un cucchiaio di vetro o di smalto. Ne deriva una combinazione di bisolfito solubile con straordinaria facilità ed il precipitato va in soluzione. Si filtra tosto per mezzo di una **bottiglietta aspirante (diametro del filtro** da 12 a 15 cent.), attraverso ad un doppio strato di buona carta da filtro per allontanare ogni piccolo residuo nero e dopo si risciacqua con poca acqua.

h) Il filtrato e l'acqua della risciacquatura sono immediatamente portati in un matraccio della capacità di 5 litri o in una boccetta di vetro scuro dal collo largo contenente 2000 cc. d'acqua e 500 cc. d'acido cloridrico concentrato, e ciò per impedire una forte colorazione. Si copre con un imbuto o con due vetri da orologio e si lascia stare per 36 ore in un ambiente buio (24 ore non sono bastevoli). Tutto il matraccio si riempie di una rete di aghi bianchi, che portano seco una piccola quantità di impurità nere e rossastre. Quanto più la soluzione di reazione è stata esposta alla luce tanto maggiore è la quantità dei prodotti di decomposizione colorati.

Si filtra attraverso ad un filtro aspirante di circa 20 cc. di diametro con aspirazione modica e si risciacqua con circa due litri d'acqua fredda.

i) Si versa il precipitato (1 amino-2 naftolo-4 acido solfroico) con un po' d'acqua su un gran pezzo di carta da filtro e di là in un calice della capacità di 3-4 litri. Si stendono sopra 100 gr. di nitrato di sodio. Poi si diluiscono 100 cc. di acido nitrico concentrato con 350 cc. e l'intera massa di liquido tiepido è versata nel calice. La reazione si inizia tosto con lo sviluppo dell'ossido d'azoto. Senza agitare si abbandona il liquido per dieci minuti all'incirca, sinchè la maggior parte della reazione sia avvenuta: in seguito si rimescola a fondo e si lascia ancora la massa di reazione per altri 20 o 30 minuti.

Se con l'aggiunta dell'acido nitrico non compare alcuna reazione visibile, ciò dipende probabilmente dalla presenza di carbonato di sodio nel nitrato di sodio adoperato. Se non si è verificata alcuna reazione si aggiungono da 1 a 5 cc. di acido nitrico. Dopo mezz'ora si filtra con una bottiglia aspirante (diametro della superficie del filtro 15 cent.), risciacquando poi con circa 1000 cc. di soluzione di cloruro di sodio al 10 %.

Il prodotto bruniccio che resta sul filtro è il sale di sodio desiderato dell'acido 1-2-4 naftochino-solforico. Ma esso non è ancora sufficientemente puro. Contiene ancora prodotti di decomposizione colorati di nero e traccie di ammoniaca. Durante l'ossidazione con acido nitrico si formano quantità considerevoli di ammoniaca (dal gruppo amido), ma a motivo della presenza d'una gran quantità di nitrato di sodio vengono precipitate solo piccole quantità di ammoniaca come sale d'ammonio dei chino derivati. Per mezzo della cristallizzazione, secondo le condizioni descritte in k, il prodotto è liberato da ogni impurità.

k) Il precipitato ancora umido è posto in un'ampia capsula di porcellana e mescolato con 200 gr. di borace polverizzato e 450 cc. d'acqua. Si mescola con un pestello sinchè tutto, eccetto pochi fiocchi sia disciolto. Vien poi filtrato attraverso ad una buona carta da filtro in un recipiente aspirante con un filtro di dieci centimetri di diametro, per togliere il residuo di borace ed un piccolo residuo nero. A cagione di quest'ultimo la filtrazione deve essere eseguita piuttosto lentamente e solo con poca aspirazione. Si risciacqua con 100 a 150 cc. d'acqua.

Durante la filtrazione si pongono in un matraccio 850 cc. d'alcool al 95 % con 150 cc. di acido cloridrico concentrato. Il collo del matraccio è coperto con un calice ed il contenuto vien raffreddato sotto la cannella dell'acqua.

Il filtrato che contiene il chino-derivato ed il borace sono trasportati in un calice della capacità di circa quattro litri, poscia si mettono nell'alcool con acido cloridrico alcune goccie di bromo e quando tutto il bromo è disciolto questa soluzione paglierina è versata nel liquido che si trova nel calice e rimescolata pre alcuni istanti rapidamente e fortemente per ottenere la completa mescolanza. Si lascia in riposo per cinque minuti; trascorso tutto questo tempo il chino-derivato è cristallizzato.

Si filtra con una bottiglia aspirante (diametro della superficie del filtro 15 cent.) e si risciacqua con 700-800 cc. di sodio al 10 %.

Questa prima cristallizzazione basta per ottenere un preparato convenientemente incolore, ma esso contiene ancora un po' d'ammoniaca, che deve essere allontanata con una nuova cristallizzazione. Tale nuova cristallizzazione verrà eseguita nella stessa maniera, soltanto si ometterà la risciacquatura con la soluzione di cloruro di sodio del precipitato nella bottiglia aspirante, e la sostituirà con una lavatura con 300-400 cc. d'alcool e finalmente con 200 cc. di etere. Così si otterranno da 75 a 90 gr. del β - Naftochino-solfato di sodio assolutamente puro.

Il processo di depurazione ora descritto si basa su d'una lunga serie di esperienze eseguite per ottenere un prodotto incolore. La sostanza non può esser cristallizzata solo con acqua, poichè in ogni soluzione qualche parte della sostanza si decompone sempre e allora si avranno in definitiva dei preparati più fortemente colorati di quelli usati come materiale d'inizio.

Le seguenti prove della purezza del β - naftochinosolfato di sodio sono forse di qualche utilità :

Colore.

Si prepari una soluzione acquosa all' 1% di chino derivati e la si paragoni con una soluzione 0,5 normale di bi cromato di potassio, ponendo per quest'ultima il colorimetro a 20 mm.

La soluzione di chinone deve dare una lettura di 26-27.

Prodotti di decomposizione colorati.

Si mettano in una provetta 2 cc. di soluzione di chinone all' 1% preparata di fresco e si diluiscano a 25 cc. Indi si aggiungano prima 1 cc. di acido acetico al 50 % poi 1 cc. di soluzione di tiosolfato di sodio al 15 %. Nel corso di pochi secondi la soluzione impallidirà talmente che si potrà solo scorgere una debole colorazione gialliccia guardando per il lungo attraverso la provetta.

Ammoniaca.

Si introducono in un piccolo matraccio 10 cc. della suddetta soluzione di chinone aggiungendovi circa 2 gr. di permutite e scuotendo lentamente per 3-4 minuti all'incirca. Si decanta e si risciacqua con acqua dsitillata per 4 o 5 volte, finchè ogni tinta gialla sia scomparsa. Quindi si uniscono alla polvere di permutite alcune goccie di soluzione di idrato di sodio al 10 %, 5 cc. d'acqua e 5 cc. di soluzione di Nessler. Non si deve manifestare alcuna colorazione gialla.

2) Soluzione di carbonato di sodio della seguente concentrazione: 50 cc. di soluzione di soda quasi satura sono diluiti a 500; 20 cc. HCl 0,1 normale vengono titolati insieme a questa soluzione di soda, usando il rosso di metile come indicatore. La soluzione di soda viene ora tanto diluita che 8,5 cc. corrispondano a 20 cc. di acido cloridrico 0,1 normale.

3) Soluzione di acetato di sodio della concentrazione seguente: 100 cc. di acido acetico al 50 % si diluiscono con lo stesso volume di una soluzione di acetato di sodio al 5 %.

4) Soluzione di tiosolfato di sodio: una soluzione al 4 % del sale cristallizzato.

5) Soluzione di paragone di amino-acidi. Una soluzione di glicocolla, leucina, fenilalanina o tirosina che contenga 0,07 d'azoto per centimetro cubo. L'amino acido è sciolto in HCl n/10 e portato sino al volume desiderato dopo aver ancora unito 0,2 % di benzoato di sodio. La soluzione è conservabile indefinitamente. Sarà spesso opportuno di prepararsi una provvista di soluzione contenente 0,1 mmgr. di N per cc. La soluzione di paragone per il sangue si otterrà in seguito portando a 100 cc. settanta cc. della soluzione di provvista con HCl n/10. La glicocolla contiene 18,68% di N: si deve portare dunque gr. 0,5353 a 1000 cc. per ottenere una soluzione che contenga 0,1 mmgr. di N in un cc.

Esecuzione del dosaggio.

Si mettono 10 cc. di filtrato di sangue in una grossa provetta con un segno a 25. In un'altra provetta di dimensioni uguali si misura 1 cc. della soluzione di paragone degli amino-acidi e si versa poi in ogni provetta una goccia di fenolftaleina. Alla soluzione di paragone si unisce un cc. della soluzione di soda di contenuto noto; alla soluzione da esperimentare si aggiunge a goccie, finchè abbia la medesima tinta rossastra, della soluzione di paragone (abitualmente bastano da 6 ad 8 goccie). Quindi si aggiungono a ciascuna provetta 2 cc. della soluzione di acido naftochinosolforico al 0,5 % preparata di fresco, si agita bene e si lascia stare sino all'indomani in luogo assolutamente buio. Il giorno seguente si aggiungono dapprima 2 cc. del miscuglio di acetato ed acido acetico, poi due cc. della soluzione di tiosolfato. Con ciò si scolorisce l'avanzo di reagente. Indi si porta al segno 25, si rimescola e si paragona nel colorimetro.

La soluzione di paragone è messa a 20.

$$\text{CALCOLO} = \frac{\text{Grado della soluzione di paragone}}{\text{Grado della soluzione da esperimentare}} \times 7 = \begin{array}{l}\text{mmgr. di azoto di aminoacidi}\\ \text{in 100 cc. di sangue}\end{array}$$

Il sangue normale contiene da 6 ad 8 mmgr. di azoto di amino-acidi.

IX.

DOSAGGIO DEL GLUCOSIO.

I. — DOSAGGIO SECONDO FOLIN E WU (1).

Principio del metodo.

Si fa bollire il filtrato di sangue contemporaneamente ad una soluzione debolmente alcalina di tartrato di rame. Poi vi si aggiunge dell'acido fosfo-molibdenico. Questo scioglie il protossido di rame separatosi e che viene ossidato, mentre l'acido fosfo-molibdenico si riduce prendendo una tinta bleu. Questo colore bleu della soluzione da esperimentare si paragona colorimetricamente con la soluzione di paragone.

Soluzioni occorrenti.

1) Soluzioni di paragone dello zucchero.

a) Soluzione di glucosio all' 1% in soluzione di acido benzoico al 0,3 (se ne preparano 100 cc. e si conserva la soluzione in una bottiglia ben chiusa in luogo fresco).

b) Si diluiscono a 500 cinque cc. di questa soluzione con soluzione di acido benzoico al 0,3% e si trattano come in a) (1 mmgr. di glucosio in 10 cc.).

c) Cinque cc. della soluzione a) sono portati a 250 cc. con la soluzione di acido benzoico al 0,3 % e trattati come in b). (2 mmgr. di glucosio in 10 cc.).

2) Soluzione alcalina di tartrato di rame: 40 gr. di Na_2CO_3 anidro sono disciolti in 400 cc. d'acqua e portati in un matraccio tarato ad 1 litro. Indi vi si aggiungono 7,5 gr. di acido tartarico e 4,5 gr. di solfato di rame cristallizzato ($CuSO_4$ $5H_2O$), si scioglie tutto e si porta ad un litro.

3) Soluzione di acido fosfomolibdenico. Si uniscono in

(1) Folin e Wu. - Journ. Biol. Chem. - 41, 367 (1920).

un calice della capacità di un litro 3,5 gr. di acido molibdenico con 5 gr. di tungstato di sodio, 200 cc. di liscivia di soda al 10 % e 200 cc. d'acqua; si fa bollire fortemente per 30 minuti per scacciare le eventuali piccole quantità d'ammoniaca. Dopo il raffreddamento la soluzione è portata a circa 350 cc. mescolata con 125 cc. di acido fosforico sciropposo (peso specifico 1,71) e portata a 500 cc.

Esecuzione del dosaggio.

Si mettono con una pipetta 2 cc. di filtrato di sangue dealbuminizzato in una provetta per il dosaggio del glucosio secondo Folin (vedi fig. 3). In un secondo tubo simile si mettono due cc. della soluzione di paragone b) pari a 0,2 mmgr. di zucchero; in un terzo tubo 2 cc. della soluzione di paragone c) pari a 0,4 mmgr. di zucchero; in ogni provetta si pongono poi 2 cc. della soluzione alcalina di rame. Si mettono poi i tubi per 6 minuti in un bagno d'acqua bollente, indi per 3 minuti nell'acqua fredda, in queste operazioni si evitino le scosse inutili. In ciascuna provetta si introducano poi 2 cc. della soluzione di acido fosfomolibdenico. Allorchè il protossido di rame è sciolto (al più in due minuti) si porta a 25 cc., si chiudono i tubi con tappo pulito e si scuote bene e dopo la piena manifestazione della tinta bleu (al più presto dopo cinque minuti, al più tardi dopo un'ora), si sceglie per il paragone colorimetrico la provetta che per la colorazione si accosta maggiormente alla soluzione da determinarsi. Le due soluzioni di paragone si estendono per un margine di 70 sino a quasi 400 mmgr. di glucosio in 100 cc. di sangue.

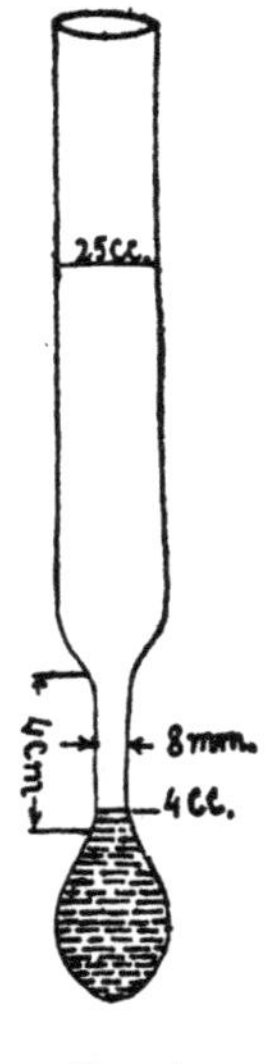

Fig. 3.
Provetta per il dosaggio del glucosio secondo *Folin*.

Calcolo.

Se per esempio si prende per il paragone il tubetto contenente 0,2 mmgr. di glucosio si eseguisce, ponendo a 20 la soluzione di paragone, il seguente semplice calcolo: $\frac{20}{y} \times 100$ = mmgr. di glucosio in 100 cc. di sangue, laddove y indica il grado della soluzione da determinare.

Qualora fosse scelta la soluzione di paragone c) bisognerebbe ancora moltiplicare per due il risultato.

Il sangue normale contiene circa da 60 a 110 mmgr. di glucosio in 100 cc.

II. — DOSAGGIO DEL GLUCOSIO SECONDO LEWIS E BENEDICT (1) (modificato da Benedict) (2).

Principio del metodo.

Il colore rosso che si ottiene quando si riscalda il glucosio coll'acido picrico in reazione sodio-alcalina, serve di base per il dosaggio colorimetrico.

Soluzioni occorrenti.

1) Trentasei gr. di acido picrico asciutto mescolati con 500 cc. di una soluzione di idrato di sodio all' 1%, sono introdotti in un matraccio da un litro, aggiungendovi 400 cc. d'acqua calda. Quando tutto è sciolto si lascia raffreddare e si porta ad un litro.

2) Soluzione di paragone di acido picraminico. Questa soluzione deve venir preparata da una soluzione di riserva contenente 100 mmgr. di acido picramico e 200 mmgr. di carbonato di sodio per litro. Si mescolano 126 cc. di tale soluzione con 1 cc. di soluzione di carbonato di sodio al 20 % e 15 cc. della soluzione di acido picrico indicata in 1 e si porta a 300 cc. con acqua distillata. Questa soluzione ha la stessa tinta di 0,64 mmgr. di glucosio, purchè sia trattata come abbiamo descritto e portata a 12,5.

L'albumina del sangue si fa precipitare con l'acido picrico e viene eliminata.

Ci si può anche preparare una soluzione di paragone scio-

(1) LEWIS e BENEDICT - Journ. Biol. Chem. - 20, 61 (1915) - Per le altre modificazioni vedi PEARCE ib. 22, 525 (1915) - MYERS e BAILEY ib. 24, 147 (1916).

(2) Journ. Biol. Chem. - 34, 203 (1918).

gliendo 800 mmgr. di bicromato di potassio puro in un litro d'acqua, ma il colore non ha la stessa tinta precisa.

Finalmente si può anche ottenere un'altra soluzione di paragone mescolando 0,64 mmgr. di glucosio in 4 cc. di acqua con 4 cc. di soluzione di acido picrico, aggiungendo 1 cc. della soluzione di carbonato di sodio al 20 % riscaldando per 10 minuti nel bagno d'acqua bollente e quindi portando a 12,5 cc.

3) Una soluzione di carbonato di sodio anidro al 20 %.

Esecuzione del dosaggio.

Si prendono 5 cc. di sangue, si portano in una provetta che contiene un po' di ossalato di sodio o di litio finemente polverizzato e si mescola bene. Con una pipetta si immettono poi 2 cc. di questo sangue in un matraccio tarato a 25 cc. o in una ampia provetta con segni per 12,5 e 25 cc. La pipetta è risciacquata due volte con acqua distillata e l'acqua di questi lavaggi si unisca al sangue. Quando il sangue ha preso il colore rosso lacca si aggiunge l'acido picrico sino al segno 25 e si agita. Per evitare la schiuma si possono mettere inoltre un paio di goccie d'alcool. Dopo 1 o 2 minuti il liquido è versato su un filtro asciutto ed il filtrato raccolto in un calice. Si misurino 8 cc. (precisi) di questo filtrato in una grande provetta con segno per 12,5 e 25 cc., si aggiunga 1 cc. della soluzione di carbonato di sodio al 20 %, si chiuda la provetta con un batuffolo di cotone e si ponga per 10 minuti nell'acqua bollente. Poi si raffreddi sotto la cannella dell'acqua e si porti a 12,5 o 25 secondo l'intensità del colore. Infine si paragoni con una delle suddescritte soluzioni di paragone.

Calcolo.

Se si eseguiscono con precisione le prescrizioni date si avrà il seguente calcolo:

$$\frac{\text{Grado della soluzione di paragone}}{\text{Grado della soluzione da esperimentare}} \text{ diviso per } 10 = \text{glucosio } \% \text{ nel sangue}$$

Qualora l'ultima diluizione della soluzione di paragone sia stata fatta a 25 invece che a 12,5 si dovrà naturalmente moltiplicare ancora l'ultimo numero per 2.

X.

DOSAGGIO DELLA COLESTERINA TOTALE NEL SANGUE (1).

Principio del metodo.

Il sangue è saponificato con alcali e se ne eseguisce l'estrazione col cloroformio. Il colore manifestatosi nell'estratto con anidride acetica e acido solforico (esperienza di Liebermann e Burchard) è paragonato con quello di una soluzione di cole sterina di contenuto noto.

Esecuzione del dosaggio.

Si introducono in un piccolo matraccio di Erlenmeyer 20 cc. di una soluzione di idrato di potassio al 25%, insieme a due cc. di sangue. Il matraccio è posto per 5 ore in un bagno d'acqua bollente e quindi lo si lascia raffreddare. La sostanza saponificata viene trasportata in un imbuto a separazione ed estratta trev olte con 25 cc. di cloroformio per volta. Il complessivo estratto di cloroformio si lava tre o quattro volte con acqua, poi la soluzione di cloroformio è portata in un matraccio graduato di 100 cc. e si riempie con cloroformio sino al segno. Si immettono colla pipetta in un picolo matraccio asciutto 10 cc. della soluzione bene agitata, si aggiungono 4 cc. della anidride acetica e 0,2 cc. di acido solforico concentrato e si pone per 16 minuti la soluzione di reazione in un luogo oscuro. In pari tempo 10 cc. della soluzione di paragone più debole sono trattati nel medesimo modo che la soluzione di esperimento. Per la soluzione di paragone ci si prepara anzitutto una soluzione di 100 mmgr. di colesterina in 100 cc. di cloroformio e se ne diluisce 4 cc. su 100

---

(1) Secondo LICHTENTHAELER modif. inedita del met. di AUTHENRIETH e FUNK - Munch. med. Wochensch. - 60, 1243 (1913).

con cloroformio per la soluzione di paragone più debole. Segue infine il paragone delle due soluzioni nel colorimetro.

$$\text{CALCOLO} = \frac{\text{Grado della soluzione di paragone}}{\text{Grado della soluzione da esperimentare}} \times 200 = \text{mmgr. di colesterina in 100 cc. di sangue}$$

Il siero di sangue normale contiene 0,15 a 0,18 % di colesterina ed il sangue totale circa 0,14 a 0,17 %.

Bisogna osservare che i vetri del colorimetro nei quali si devono mettere le soluzioni di cloroformio non siano cementati col balsamo.

XI.

DOSAGGIO DEI CLORURI NEL SANGUE TOTALE.

Principio del metodo.

I cloruri vengono fatti precipitare dal filtrato di sangue col nitrato d'argento in presenza di acido nitrico e l'eccesso di nitrato d'argento con una soluzione di solfocianuro d'ammonio di contenuto noto, in presenza di solfato di ferro ammoniacale, che serve quale indicatore.

Soluzioni occorrenti.

1) Soluzione di nitrato d'argento: Si sciolgono nell'acqua 4,791 gr. di nitrato d'argento e si riempie una bottiglia tarata da un litro.

2) Soluzione di solfocianuro d'ammonio: poichè i solfocianuri sono igroscopici, tale soluzione deve esser preparata per mezzo di titolazione. Circa 3 gr. di KCNS oppure 2,5 gr. di NHCNS sono portati ad un litro. La soluzione deve essere preparata in modo che 5 cc. di essa corrispondano nelle condizioni descritte qui sotto a 5 cc. di soluzione di nitrato di argento. Si scuote bene e si conserva la soluzione in una bottiglia scura. Un cc. corrisponde ad un mmgr. di cloro.

Come indicatore si adopera solfato ammoniacale di ferro solido invece che in soluzione per poter lavorare con una concentrazione per quanto possibile elevata. Il solfato ammoniacale di ferro deve essere finemente polverizzato.

Esecuzione del dosaggio.

A cagione delle tenui oscillazioni del contenuto di cloro nel sangue, si deve nella preparazione del filtrato di sangue dealbuminizzato, procedere molto accuratamente alle diluizioni nel matraccio tarato.

Si introducono 10 cc. del filtrato di sangue dealbuminizzato con una pipetta in una capsula di porcellana di piccole dimensioni, unendovi poi 5 cc. di soluzione di nitrato d'argento e mescolando bene. Dopo avervi ancora aggiunto 5 cc. di acido nitrico concentrato (peso specifico 1,42) si rimescola bene, e si lascia stare per 5 minuti affinchè il cloruro d'argento precipiti a fiocchi. Indi si aggiunge alquanto solfato ammoniacale di ferro polverizzato (circa 0,3 gr.) e si titola nuovamente l'eccesso di nitrato d'argento con la soluzione di solfocianuro di ferro. Si deve titolare fino a che il colore rosso lacca (non giallo) del solfocianuro di ferro perduri per 15 minuti al minimo, anche se si continui a mescolare.

Calcolo.

5,00 (cc. della soluzione di nitrato d'argento adoperati) meno X (cc. della soluzione di solfocianuro di cui si è fatto uso) = mmgr. di cloruro per cc. di sangue ovvero di plasma. Per esprimere il valore in NaCl occorre moltiplicare per 1,65 il valore trovato per il cloro.

II. — DOSAGGIO DEI CLORURI (Metodo di Austin e Van Slyke). (1).

Principio del metodo.

Si rende rosso lacca il sangue aggiungendo dell'acqua e con dell'acido picrico si fanno precipitare i corpi albuminoidi. Nel filtrato i cloruri vengono fatti precipitare per mezzo del nitrato d'argento e l'eccesso di nitrato d'argento viene rititolato nel nuovo filtrato con ioduro di potassio ed amido.

Soluzioni occorrenti.

1) Soluzione satura acquosa di acido picrico (come al numero 6).

2) Soluzione acida m/29,25 di $AgNO_3$: 5,812 gr. di $AgNO_3$ e 250 cc. di HNO_3 (peso specifico 1,42) concentrato; il tutto è portato ad un litro.

---

(1) AUSTIN e VAN SLYKE - Journ. Biol. Chem. - 41, 345 (920) - MC LEAN e VAN SLYKE - Ibi. 2, 361 (1915).

3) Soluzione amidacea di acido citrico: Si sciolgono 2,5 gr. di amido solubile in circa 500 cc. d'acqua bollente. Vi si aggiungono 446 gr. di citrato di sodio cristallizzato ($Na_3C_6H_5O_7 5^1/_2 H_2O$) e 20 gr. di nitrito di sodio dopo che la soluzione d'amido ha bollito per alcuni minuti: la soluzione viene se occorre filtrata calda attraverso al cotone; si lascia raffreddare e si porta a un litro. E' conservabile indefinitivamente.

4) Soluzione di KJ m/58,5 (1 cc. equivale ad 1 mmgr. di NaCl). Si sciolgono 3 gr. di KJ in 1000 d'acqua. Tale soluzione viene titolata contro la soluzione di nitrato d'argento del N. 2. Si mescolano 5 cc. della soluzione di nitrato d'argento con 5 cc. della soluzione d'amido e titolati con soluzione di KJ sino alla reazione finale bleu. La soluzione di ioduro di sodio viene più tardi diluita tanto, che 10 cc. corrispondano precisamente a 5 cc. della soluzione d'argento.

Esecuzione del dosaggio.

In un piccolo matraccio di Erlenmeyer della capacità di circa 100 cc. si misurino con la pipetta 3 cc. di sangue, indi si aggiungano da una buretta 27 cc. d'acqua, si scuota e vi si facciano poi scorrere 30 cc. di soluzione satura di acido picrico, dimodochè il volume totale sia di 60 cc. Si agiti bene si lasci per 10 minuti e si filtri attraverso ad un filtro di carta.

A 40 cc. di filtrato si uniscono 10 cc. della soluzione di nitrato e due goccie di alcool amilico per evitare una increscìosa spuma. Si rimescoli a fondo e si lasci stare, se possibile, durante la notte affinchè il cloruro d'argento depositi bene. Poscia, senza che il precipitato venga smosso, si versi con precauzione il liquido chiaro attraverso ad un filtro asciutto e si prendano 20 cc. del filtrato limpido per la titolazione.

A questi 20 cc. si aggiungano 4 cc. della soluzione d'amido e si faccia scorrere a goccie la soluzione di KJ sino al raggiungimento di una persistente colorazione bleu.

Calcolo:

I 20 cc. di filtrato adoperati per la titolazione corrispondono a 0,8 cc. di sangue. In seguito si sono aggiunti 10 cc. di soluzione d'argento, di cui 20 cc. corrispondono alla soluzione KJ, ma per la titolazione terminale se ne sono usati i 2/5 di cui 8 cc. corrisponderebbero alla soluzione KJ nel caso che non fosse precipitato alcun cloruro d'argento.

La differenza tra 8 ed il numero di cc. adoperato della soluzione KJ mostra adunque la quantità di cloruro di sodio in 0,8 cc. di sangue. Il numero deve essere moltiplicato per 125 onde ottenere la percentuale.

Perciò:

125 × (8 — adoperati della soluzione KJ) = mmgr. NaCl in 100 cc. di sangue.

Il valore limite per il sangue umano normale è secondo Mac Lean (Journ. exp. Med. 1915. Vol. 22. Pag. 212 e 366) di 5,62 per litro.

Il sangue di manzo contiene in media 4,53 mmgr. per ogni grammo di sangue.

III. — DOSAGGIO DEI CLORURI
(Metodo di Van Slyke e Donleavy) (1).

Soluzioni occorrenti.

1) Soluzione di nitrato d'argento. Si sciolgono 5,812 gr. di nitrato d'argento in poca acqua e la soluzione è diluita a 250 cc., mescolata con 7,5 gr. di acido picrico e portata ad un litro.

2) Soluzione di citrato e d'amido. Si fanno bollire 2,5 gr. d'amido solubile in poca acqua sino al dissolvimento completo, si raffreddano, vi si aggiungono 446 gr. di citrato di sodio cristallizzato e 20 gr. di nitrito di sodio e si porta ad un litro.

3) Soluzione di ioduro di potassio. Si adopera una soluzione di ioduro di potassio m/73,1. Un cc. di tale soluzione è equivalente a 0,8 NaCl (questo valore fu scelto a motivo del calcolo semplificato). Si pesano 2,4 gr. di ioduro di potassio e si sciolgono in un litro d'acqua. Quindi sono messi in uso nello stesso modo come nel metodo precedente. 2,5 cc.

---

(1) Journ. Biol. Chem. - 37, 551 (1919).

debbono corrispondere ad 1 cc. di soluzione di nitrato d'argento.

Esecuzione del dosaggio.

Si introducono 2 cc. di sangue ossalato in un matraccio tarato a 50 cc. e contenente un po' d'acqua. Si aspiri ancora bene due volte un po' d'acqua colla pipetta e con ciò la si risciacqui. Si aggiungano poi 10 cc. della soluzione di nitrato d'argento, si riempia sino al segno e si agiti bene. Poi si lasci stare per 30 minuti almeno e si filtri attraverso ad un filtro asciutto. In un matraccio di Erlenmeyer di 100 cc. si misurino 20 cc. di filtrato, si aggiungano 4 cc. della soluzione di citrato di amido e si fa poi scorrere lentamente da una buretta la soluzione di ioduro di potassio, finchè si sia raggiunta una durevole colorazione bleu.

Ogni cc. adoperato della soluzione di ioduro di potassio corrisponde a 1 mmgr. di NaCl per ogni cc. di sangue. Sottraendo 10,15 al numero di cc. adoperati della soluzione di ioduro di potassio si ottiene il numero dei mmgr. di NaCl per cc. di sangue. (Si usa 10,15 invece di 10,0 perchè 0,15 cc. vengono usati per raggiungere il punto finale della titolazione.

XII.

DOSAGGIO DEL FOSFORO ANORGANICO E DI QUELLO ACIDOSOLUBILE.

I. — METODO DI BELL E DOISY (1).

Principio del metodo.

L'albumina del plasma o siero viene precipitata con l'acido tricloracetico ed il filtrato vien trattato con acido molibdenico. L'acido fosfo-molibdenico che vi si forma è ridotto con idrochinone e la risultante colorazione bleu serve al dosaggio colorimetrico.

Soluzioni occorrenti.

1) Soluzione di acido molibdenico. Si sciolgono senza l'impiego del calore 50 gr. di molibdato d'ammonio puro in un litro di acido solforico normale scevro di fosfati (5 cc. di questa soluzione debbono dare con 5 cc. di soluzione di idrochinone e dopo l'aggiunta di 25 cc. di soluzione di solfito e carbonato e 5 minuti di riposo, una soluzione assolutamente incolore). Se ciò non avviene, occorre intraprendere una purificazione del molibdato d'ammonio, per cui la tecnica si potrà leggere il procedimento nella comunicazione originale.

2) Soluzione di idrochinone. Si sciolgono 20 gr. di idrochinone puro in un litro d'acqua priva di fosfati e vi si aggiunge 1 cc. di acido solforico concentrato. Lasciandola stare questa soluzione si colora sotto forma di chinone, ciò che non ha però alcuna influenza sul dosaggio, poichè si riduce di nuovo coll'aggiunta della soluzione di solfito alcalino. Si conservi la soluzione in una bottiglia ben chiusa.

3) Soluzione di solfito e carbonato. Si uniscono a 2000 cc. di una soluzione di carbonato di sodio al 20 % gr. 75 di solfito di sodio sciolti in 500 cc. d'acqua. Poi si filtra la soluzione.

---

(1) Journ. Biol. Chem. - 44, 55 (1920).

4) Soluzione madre di fosfato monopotassico (KH_2PO_4). Il fosfato monopotassico finemente polverizzato viene asciugato per parecchi giorni sull'acido solforico in un essiccatore. Si sciolgono 4,394 gr. di questo sale asciutto in acqua priva di fosfati e la soluzione viene portata ad un litro. Un cc di questa soluzione contiene un mmgr. di fosforo. La soluzione deve essere conservata in una bottiglia ben chiusa e a scopo di conservazione vi si aggiunge un po' di cloroformio.

5) Soluzione fosforica di paragone per il sangue. Cinque cc. della suddetta soluzione di riserva sono portati ad un litro con acqua priva di fosfati. Cinque cc. di questa soluzione contengono 0,025 mmgr. di fosforo.

Esecuzione del dosaggio.

Si diluiscono 5 cc. di plasma o siero sanguigno in un matraccio tarato a 25 cc. con 15 cc. d'acqua aggiungendovi 5 cc. di una soluzione di acido tricloracetico al 20% e si agita. Dopo d'aver riempito sino al segno si lascia riposare per 10 minuti. Indi si filtra attraverso ad un filtro privo di fosfati (lavato con acido). Il sangue totale od il plasma sanguigno ricco di fosfati devono essere diluiti al decuplo. A 10 cc. di filtrato che si trovano in un matraccio graduato a 25 si aggiungano 1 cc. della soluzione di acido molibdenico e 2 cc. della soluzione di idrochinone. Contemporaneamente si pongono le stesse quantità di soluzione molibdenica e di idrochinone con 10 cc. della soluzione fosforica di paragone (contenente 0,05 mmgr. di fosforo) in un matraccio graduato ugualmente a 25 cc. ed in seguito vi si aggiungono 1 o 2 cc. della soluzione di acido tricloracetico al 20% secondo che si è diluito secondo il rapporto 1 : 10 oppure 1 : 5. Trascorsi 5 minuti si aggiungono in ogni matraccio 10 cc. della soluzione di solfito e carbonato, si riempie sino al segno e si agita bene. Dopo altri 5 o 10 minuti può aver luogo la lettura colorimetrica.

Se la soluzione di paragone è stabilita a 20 mm. si ha:

$$\frac{100}{\text{Grado della soluzione da esperimentare}} = \text{mmgr. di fosforo in 100 cc. di sangue (con la diluizione di 1 : 10)}$$

$$\frac{50}{\text{Grado della soluzione da esperimentare}} = \text{mmgr. di fosforo in 100 cc. di sangue (con la diluizione 1 : 5)}$$

Tale dosaggio dà il contenuto di acido fosforico anorganico.

Il fosforo acido-solubile totale viene determinato in egual modo. Dieci cc. di filtrato e acido tricloracetico con 6-8 goccie di acido solforico concentrato, sono ristretti sino a 2 cc. in una provetta di vetro di Jena con l'aggiunta di una perla di vetro. Vi si unisce poi un cc. di acido nitrico concentrato e si continua il riscaldamento sino all'eliminazione di tutto l'acido nitrico ed al raggiungimento di una completa limpidezza dell' acido solforico.

Si prosegue nel modo suddescritto il trattamento del contenuto della provetta versandolo in un matraccio tarato a 25 cc. con l'aggiunta di circa 10 cc. d'acqua. La soluzione di paragone da adoperarsi si stabilisce dal valore trovato per il fosforo anorganico. Nella soluzione di paragone si mettono 5-6 goccie di acido solforico concentrato per ottenere un rapporto uguale a quello della soluzione da esperimentare. Non si aggiunge acido tricloracetico alla soluzione di paragone, poichè esso è stato eliminato anche da quella da esperimentare durante il riscaldamento.

Calcolo.

Il calcolo è uguale a quello sopra detto per il dosaggio dell'acido fosforico anorganico.

Il plasma sanguigno normale contiene in 100 cc. mmgr. 3,5 sino a 3,9 di fosforo anorganico e 4,0 sino a 5,0 mmgr. di fosforo totale (organico più anorganico).

Nota: Denis ha osservato che gli ossalati e i citrati pregiudicano la formazione della tinta bleu.

II. — DOSAGGIO DEL FOSFORO ANORGANICO NEL SANGUE (Modificazione secondo Briggs del metodo di Bell-Doisy) (1).

Il dosaggio è eseguito con soluzione acida invece che alcalina.

Una quantità misurata di sangue o plasma (da 2 a 5 cc.)

---

(1) Journ. Biol. Chem. - 53, 13 (1922).

vien diluita in un piccolo matraccio di Erlenmeyer con volume triplo d'acqua, aggiungendovi un volume di acido tricloracetico (della soluzione al 20 %). Si chiude bene il matraccio, si scuote fortemente per alcuni secondi e si mette da parte per 10 minuti, indi si filtra attraverso ad un filtro asciutto privo di cenere. Cinque cc. di questo filtrato (corrispondenti ad 1 cc. di sangue o plasma) si pongono in un matraccio tarato a 10 cc. In un secondo matraccio tarato a 10 cc. si pongono 2 cc. della soluzione di paragone di acido fosforico, poi si mettono in ogni matraccio 2 cc. della soluzione molibdenica ed 1 cc. della soluzione di idrochinone, poi ancora un cc. della soluzione di solfito di sodio e si riempie sino al segno. Dopo trenta minuti di sosta si possono paragonare colorimetricamente i liquidi. (Troppo acido impedisce lo sviluppo del colore).

Le soluzioni occorrenti sono uguali a quelle adoperate nel metodo di Bell-Doisy, soltanto Briggs raccomanda una soluzione più debole di idrochinone (5 gr. di idrochinone in un litro d'acqua contenente 5 cc. d'acido solforico). Inoltre egli adopera una soluzione di solfito di sodio al 20 % invece di quella di solfito e carbonato.

Nota: Briggs afferma che gli ossalati ed i citrati, che si usano come mezzi inibitori della coagulazione non esercitano alcuna influenza sulla reazione colorata.

XIII.

DOSAGGIO DEL SODIO.

(Secondo Kramer e Tisdall) (1).

Soluzioni occorrenti.

In 500 cc. d'acqua bollente posti in un matraccio di vetro di Jena si pongono circa 10 gr. di piroantimoniato di potassio, si fa bollire ancora per 5 minuti e si raffredda quindi sotto il getto dell'acqua. Poscia si aggiungono 15 cc. di una soluzione di idrato di potassio al 10 % (depurato con alcool) e si filtra in una bottiglia paraffinata. Prima di servirsi della soluzione per gli esperimenti, la si provi stabilendo se la soluzione già di per sè dà un precipitato con alcool, come avviene nel metodo.

Esecuzione del dosaggio.

Si portano 2 cc. di siero di sangue in una capsuletta di porcellana, vi si aggiungono 10 cc. della soluzione di piroantimoniato di potassio e poscia a goccie rimescolando sempre, 3 cc. di alcool al 95 %. Dopo una sosta di 45 minuti si filtra attraverso ad un crogiolo di Gooch e si risciacqua con 8-12 cc. di alcool al 30 %. Indi si prosciuga per un'ora il crogiuolo con il precipitato, si fa raffreddare e si pesa.

Calcolo.

Il peso del precipitato diviso per 11,08 dà il numero di millgr. di sodio in 2 cc. di siero.

Nota. Si usa per queste ricerche appositamente un crogiuolo di Gooch attraverso al quale è già stato filtrato del piroantimoniato di sodio. Allora i pori sono già abbastanza chiusi

---

(2) Journ. Biol. Chem. - 46, 467 (1921).

per trattenere il finissimo precipitato. L'ammoniaca precipita anche come antimoniato, ma la quantità in 2 cc. è così piccola che può venire trascurata. Nella reazione alcalina viene anche precipitato il fosfato di calcio, ma la sua quantità non supera la cifra di 0,5 mmgr., cosicchè esso pure può essere trascurato senza scrupoli.

Il siero umano normale contiene da 325 a 345 mmgr. di sodio in 100 cc.

XIV.

DOSAGGIO DEL POTASSIO.

(Secondo Kramer e Tisdall) (1)

Soluzioni occorrenti.

1) Soluzione di nitrito di cobalto. Soluzione A : 25 gr. di nitrato di cobalto sono sciolti in 50 cc. d'acqua e vi si aggiungono 12,5 cc. di acido acetico. Soluzione B : Si sciolgono in 180 cc. d'acqua 120 gr. di nitrito di sodio (Merk). A tutta la soluzione A sono aggiunti 210 cc. della soluzione B; si fa passare una corrente d'aria attraverso al liquido, finchè siano scomparsi tutti i vapori bruni e lo si conserva nella ghiacciaia. Prima di usarlo deve essere ogni volta filtrato. ta filtrato.

2) Acido solforico approssimativamente quattro volte normale.

3) Soluzione di permanganato di potassio 0,02 normale. Una soluzione di $KMnO_4$ all'1/10 normale si porta per mezzo della diluizione a 0,02 normale e si imposta come di consueto contro una soluzione di ossalato di sodio 0,01 normale. La soluzione di ossalato di sodio 0,01 normale può essere preparata come soluzione di riserva da una soluzione 0,1 normale: per quest'ultima si sciolgono 6,7 gr. di ossalato di sodio (Sörensen) in un litro d'acqua per mezzo di 5 cc. d'acido solforico. Si diluiscono 10 cc. di tale soluzione a 100 cc. per ottenere quella 0,01 normale.

Esecuzione del dosaggio.

Si pone in tubo da centrifuga graduato 1 cc. di siero, vi si aggiungono lentamente 2 cc. del reagente di nitrito

---

(1) Journ. Biol. Chem. - 46, 339 (1921).

di cobalto e si mescola convenientemente. Dopo 45 minuti si mettono 2 cc. d'acqua, si mescola bene e si centrifuga per una mezz'ora. Ciò fatto si versa con molta cautela il liquido limpido si no a 0,3 ecc., vi si fanno con precauzione scorrere 5 cc. d'acqua senza smuovere il precipitato e si centrifuga per 5 minuti. Tale operazione deve essere ripetuta per quattro volte. Quindi si aggiunge un eccesso di soluzione 0,02 n. di $KMnO_4$ (2 cc.) poscia un cc. di H_2SO_4 quattro volte normale all'incirca e si rimescola a fondo con una sottile bacchetta di vetro. Poi si riscalda in un bagno d'acqua finchè il colore non muti più (1,5 minuti) e si aggiunge una quantità sufficiente di soluzione di ossalato di sodio 0,01 normale finchè non si ottenga la decolorazione completa. Abitualmente bastano 2 cc. L'eccesso di ossalato è determinato per mezzo della titolazione con soluzione di permanganato di potassio, 0,02 normale sino alla tinta rosa.

Calcolo.

Il numero di cc. adoperati della soluzione di permanganato di potassio moltiplicati per 7,1 dà il numero in mmgr. del contenuto di potassio in 100 cc. di siero.

Il siero umano normale contiene 19,2 sino a 20 mmgr. di potassio in 100 cc.

XV.

DOSAGGIO DEL CALCIO.

(Secondo Kramer e Tisdall) (1).

Soluzioni occorrenti.

1) Soluzione 0,1 normale di ossalato di sodio (Sörensen) contenente 5 cc. di acido solforico concentrato per litro.

2) Una soluzione 0,1 n. di ossalato di sodio.

3) Una soluzione 0,1 n. di permanganato di potassio, impostata contro la soluzione 1.

4) Una soluzione 0,01 di permanganato di potassio impostata contro la soluzione 2.

Esecuzione del dosaggio.

Si introducono 2 cc. di siero in un tubetto graduato da centrifuga insieme a 2 cc. d'acqua ed 1 cc. della soluzione satura di ossalato d'ammonio. Si scuote bene, si attende per una mezz'ora, poi si porta a 6 cc. e si rimescola di nuovo. Poi si centrifuga per 10 minuti, indi si versa sino tende per una mezz'ora, poi si porta a 6 cc. e si rimescola dinuovo. Poi si centrifuga per 10 minuti, indi si versa sino a 0,3 cc. il liquido che sta sopra alla precipitazione, si porta a 4 cc. con una soluzione d'ammoniaca al 2% e si centrifuga per 5 minuti. Il liquido sovrastante è nuovamente versato sino a 0,3 cc. : si riempie con ammoniaca ecc. e si ripete ancora per due volte tutto il procedimento. A questo punto si aggiungono 2 cc. di acido solforico approssimativamente n., si riscalda nel bagno d'acqua e si rititola sino alla durevole colorazione rosa (1 minuto) con permanganato di potassio 0,01 n.

---

(1) Journ. Biol. Chem. - 47, 475 (1921).

Calcolo.

Il numero di cc. adoperati di permanganato di potassio, prescindendo daq uelli usati per caso in un esperimento a vuoto, moltiplicato per 0,2 dà il numero di mmgr. di calcio nel numero di cc. di siero adoperati per la ricerca.

Cento cc. di siero normale contengono da 9,5 a 10,5 mmgr. di calcio.

XVI.

DOSAGGIO DEL MAGNESIO (Kramer e Tisdall) (1).

Soluzioni occorrenti.

1) Soluzione di fosfato ammonico-magnesiaco. Si sciolgono 0,102 gr. di fosfato ammonico-magnesiaco essiccato all'aria ($Mg(NH_4)PO_4\ 6H_2O$) in 100 cc. d'acido cloridrico 0,1 n. e si portano ad un litro. Un cc. di tale soluzione equivale a 0,01 mmgr. di magnesio.

2) Soluzione di fosfato d'ammonio. Si sciolgono 25 gr. di fosfato d'ammonio (NH_4HPO_4) in 250 cc. d'acqua, aggiungendovi poscia 25 cc. d'ammoniaca, lasciando in riposo durante la notte, filtrando e bollendo finchè sia allontanata l'ammoniaca superflua. Dopo il raffreddamento si porta a 250 cc. e si diluisce del quintuplo.

3) Soluzione di solfo-cianato di ferro. Soluzione A: si sciolgono 3 gr. di solfocianato d'ammonio in un litro d'acqua. Soluzione B: si sciolgono 3 gr. di cloruro di ferro nell'acqua, vi si aggiungono, perchè la soluzione sia perfettamente limpida, alcune goccie di acido cloridrico e quindi si diluisce ad un litro. Un'ora prima dell'uso si mescolano 5 cc. di A con 5 cc. di B e si diluisce a 40 cc.

4) Si diluiscono ad un litro 100 cc. di ammoniaca concentrata.

Esecuzione del dosaggio.

Si introducono in un piccolo calice 5 cc. del liquido che, nel dosaggio del calcio, eccedeva sopra al precipitato centrifugato, (vedi pag. 60): essi equivalgono a cc. 1,66 di siero) insieme ad 1 cc. della soluzione di fosfato d'ammonio e 2 cc. d'ammoniaca concentrata. Si lascia riposare nella notte, si

---

(1) Journ. Biol. Chem. - 47, 476 (1921).

filtra poi attraverso ad un crogiuolo di Gooch, si lava dieci volte con 5 cc. d'ammoniaca diluita e due volte con alcool al 95%, che si è alcalinizzato con traccie d'ammoniaca, si pone il crogiuolo in un calice e si essica ad 80° per alcuni minuti.

Nel crogiuolo che si trova nel calice si aggiungono 10 cc. di acido cloridrico 0,01 n. e dopo alcune ore la soluzione viene tolta dal calice, posta in un tubetto da centrifuga e centrifugata. Cinque cc. del centrifugato (la metà) vengono portati in un tubo da colorimetro a fondo piatto e portante un segno a 10 cc. Nel vetro del colorimetro si sono messi in precedenza 2 cc. di soluzione di solfocianato di ferro. Si riempie sino al segno di 10 cc. con soluzione di acido cloridrico 0,01 n., si mescola bene e si chiude il tubetto con un tappo di gomma. In pari tempo si appresta una serie di soluzioni di paragone con dosi crescenti di fosfato ammonico-magnesiaco, ciascuna mescolata con 2 cc. di soluzione di tiocianato d'ammonio e portate esse pure a 10 cc. Queste soluzioni sono paragonate nel colorimetro con quella da dosare.

Calcolo.

Il numero di cc. della soluzione di paragone che ha la tinta uguale a quella della soluzione da determinarsi $\times 0{,}01 \times 2 \times \frac{6}{5} \times 50 = \times 1{,}2$, è uguale al numero di mmgr. di magnesio in 10 cc. di siero.

Il siero umano normale contiene da 1,8 sino a 2,2 mmgr. di magnesio in 100 cent. cubi.

XVII.

DOSAGGIO DELLA CAPACITÀ DI ACIDO CARBONICO DEL SANGUE.

(Dosaggio della riserva d'alcali secondo Van Slyke) (1)

Principio del metodo.

La neutralizzazione degli acidi pervenuti nel sangue è principalmente ottenuta per mezzo del NaHCO . Se nel corpo si formano acidi non volatili e se questi debbono essere eliminati nel passaggio per la via sanguigna, allora essi (acido lattico, solforico, acetacetico ed altri) si uniscono al sodio del $NaHCO_3$ e si eliminano dai reni. Si verifica adunque in questi casi una diminuzione della capacità di acido carbonico che può considerarsi quale segno sicuro di una permanente acidosi. Se perciò si satura una determinata quantità di sangue con acido carbonico e si estrae quindi il gas nel vuoto e si misura la quantità di acido carbonico formatosi, si può con tale mezzo calcolare quanto alcali sia disponibile nel sangue per il legame degli acidi.

Il sangue normale contiene per 100 cc. tanto bicarbonato da fornire circa da 65 a 90 cc. di CO_2 gas, misurato alla temperatura della stanza e con pressione ordinaria.

Si procede ora in maniera da saturare con acido carbonico (aria di espirazione) una piccola quantità di plasma ossalato e poi si estrae il gas nell'apparecchio di Van Slyke ad una piccola quantità del plasma preparato.

Il volume dell'acido carbonico eliminato viene misurato.

Soluzioni occorrenti.

1) Alcool amilico.

2) Ammoniaca all'1% scevra di carbonato e contenente

---

(1) Van Slyke e Cullen - Journ. Biol. Chem. - 30, 289 (1917) - Van Slyke - Journ. Biol. Chem. - 30, 347, (1917) - Van Slyke e Stadie - Journ. Biol. Chem. 49, 1 (1921).

alquanto methylorange. Ammoniaca ordinaria all'1 % con un po' di soluzione di $Ba(OH)_2$. Si filtra il carbonato di bario e per mezzo dell'aggiunta di un po' di solfato d'ammonio si allontana dal filtrato il Ba superfluo.

3) Acido solforico al 10 %.

L'apparecchio occorrente per il dosaggio è riprodotto nella figura 4. Per il riempimento si adoperano circa 1600 gr. di mercurio.

Esecuzione del dosaggio.

a) Estrazione del plasma. Si pongono colla pipetta circa 10 cc. di sangue in un piccolo tubo da centrifuga contenete circa 20 mmgr. di ossalato di potassio o di sodio ed alquanto olio di paraffina. Il sangue viene mescolato bene con l'ossalato e centrifugato, finchè si sia ottenuta una sufficiente quantità di plasma limpido.

b) Saturazione del plasma con CO_2. Si introducono circa 3 cc. di plasma con una pipetta in un imbuto a separazione pulito, asciutto, della capacità di 250 cc. Quindi si congiunge con un tubo di gomma la cannula di sbocco con una bottiglia per lavatura riempita da 1/3 sino a 1/2 di perle di vetro, si tiene orizzontalmente l'imbuto a separazione e attraverso alla bottiglia per lavatura sopra il liquido dell'imbuto si soffia dell'aria per 12 volte, espirando ogni volta profondamente ma non fortemente; poi l'imbuto a separazione viene chiuso e rotolato lentamente quà e là, cosicchè il liquido si allarga completamente su tutta la superficie e si satura leggermente con CO_2. Si riporta l'imbuto alla posizione orizzontale, si riaprono le due chiavette insufflando di nuovo 12 volte aria. Dopo d'aver rivoltato nuovamente l'imbuto, si ha il plasma pronto per il dosaggio.

c) Prova della chiusura dell'apparecchio. Prima di eseguire il dosaggio si osservi se l'apparecchio chiude strettamente. Perciò si riempie tutto l'apparecchio di mercurio (posizione 1 del globo) e si chiude poi la chiavetta superiore *e*. Se si abbassa ora la palla di provvista del mercurio mentre la chiavetta inferiore *f* è aperta (posizione 3) il mercurio nell'apparecchio scenderà gradatamente lasciando uno spazio privo d'aria. Si lasci abbassare il mercurio fin sotto la chiavetta inferiore *f*. Allora se l'apparecchio non chiude bene vi si insinua dell'aria. Per stabilire ciò si faccia nuovamente salire il mercurio sino alla chiavetta superiore *e*. Se il mercurio torna a raggiungere tale chiavetta superiore senza lasciare nessuno spazio libero all'aria l'apparecchio tiene bene ed è usabile. Se l'apparecchio è lento si deve far uscire l'aria dalla chiavetta superiore, stringere entrambe le chiavette e ripetere la prova di resistenza della chiusura per l'aria.

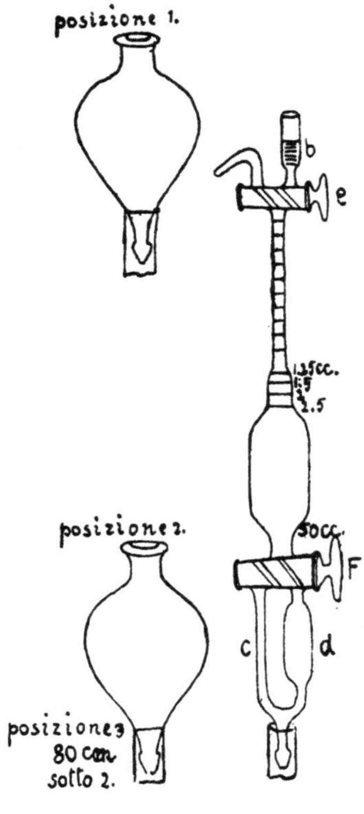

Fig. 4. — Apparecchio secondo *Van Slyke* per il dosaggio della capacità in acido carbonico. Il globo di mercurio è legato all'apparecchio per mezzo d'un tubo a pressione di m. 1,5.

d) Dosaggio: Per eseguire il dosaggio si riempia di mercurio l'apparecchio e così pure i capillari *b* alla destra della chiavetta superiore *e*. Indi si pongano nella camera di vetro *b* a destra e sopra della chiavetta superiore 3 goccie di ammoniaca all'1 % contenenti traccie di methylorange come indicatore; si metta in seguito coll'aiuto di una pipetta, sotto a questa soluzione 1 cc. del plasma preparato. Si facciano poi scorrere entrambi nell'apparecchio. Con la pipetta medesima si aggiunge dipoi 1 cc. d'acqua che si fa ugualmente scorrere, finalmente si pone circa 1 cc. di acido solforico al 10 % ed anche questo si fa del pari scorrere con precauzione. Si chiude poi accuratamente la chiavetta superiore *e*, si apre quella inferiore *f* cosicchè vi sia via libera attraverso alla camera di destra più ampia *d*, e si abbassi la palla di mercurio, dimodochè si formi un vuoto (posizione 3) ed il mercurio cada sino al segno di 50 cc. Allora la chiavetta inferiore *f* viene chiusa con cura, l'apparecchio preso per il sostegno e rivoltato 8 o 10 volte dall'alto al basso. Quindi l'apparecchio viene dinuovo fissato, il globo di mercurio abbassato (posizione 3) e la chiavetta inferiore *f* aperta alla camera destra, sicchè tutto il mercurio e quasi tutto il liquido possano scorrere in tale camera destra. Non deve però insieme penetrarvi alcuna traccia d'acido carbonico. A questo punto si chiude in fretta la chiavetta inferiore *f*, si rialza il globo di mercurio (posizione 2) e si lascia risalire il mercurio attraverso alla camera inferiore sinistra *c* più piccola. Si sarà sviluppata dal sangue una certa quantità di CO_2. Per la lettura si tenga il globo col mercurio in maniera che i menischi del mercurio siano allo stesso livello nell'apparecchio e nella palla. I tubi sono calibrati al centesimo.

e) *Calcolo*: Dal numero letto si sottragga 0,12 (correzione media per la temperatura e la pressione). Sotto al 53% vi è acidosi e quanto più si abbassa il risultato tanto maggiore è l'acidosi e tanto peggiore la prognosi. Per gli usuali scopi clinici tal modo di calcolo è sufficiente.

Per un calcolo più preciso è necessario notare oltre al numero di cc. di CO_2 anche la temperatura e lo stato del barometro.

Per poi trovare la capacità di legame di CO_2 del plasma si fa uso della tabella.

Si sono ad esempio trovati 0,60 cc. di CO_2 a 25° e 746 mm. allora si riduce a 760 mm.: $0{,}60 \cdot \frac{746}{769} = 0{,}58$.

E per 0,58 si trova per 25° : 46,6 come percentuale del volume di CO_2 legato nel plasma come bicarbonato.

TABELLA

Per il calcolo della capacità di legame del CO_2 del plasma

(v = cc. di CO_2 letti — p = grado del barometro letto)

$v \frac{p}{760}$	cc. di CO_2 ridotti a 0° e 760 mm. legati come bicarbonato in 100 cc. di plasma				$v \frac{p}{760}$	cc. di CO_2 ridotti a 0° e 760 mm. come bicarbonato in 100 cc. di plasma			
	15°	20°	25°	30°		15°	20°	25°	30°
0,20	9,1	9,9	10,7	11,8	0,60	47,7	48,1	48,5	48,6
1	10,1	10,9	11,7	12,6	1	48,7	49.0	49,4	49,5
2	11,0	11,8	12,6	13,5	2	49,7	50,0	50,4	50,4
3	12,0	12,8	13.6	14,3	3	50.7	51,0	51,3	51,4
4	13,0	13,7	14,5	15,2	4	51,6	51,9	52,2	52,3
5	13,9	14,7	15,5	16,1	5	52 6	52,8	53,2	53,2
6	14,9	15.7	16,4	17,0	6	53,6	53,8	54,1	54,1
7	15,9	16,6	17.4	18,0	7	54,5	55,8	55,1	55,1
8	16,8	17,6	18,3	18,9	8	55,5	54,7	56,0	56,0
9	17,8	18,5	19,2	19,8	9	56,5	56.7	57,0	56,9
0,30	18,8	19,5	20,2	20,8	0,70	57,4	57,6	57,9	57,9
1	19,7	20,4	21,1	21,7	1	58,4	58,6	58,9	58,8
2	20,7	21,4	22,1	22,6	2	59,4	59,5	59,8	59,7
3	21,7	22,3	23,0	23,5	3	60,3	60,5	60,7	60,6
4	22,6	23,3	24,0	24,5	4	61,3	61,4	61,7	61,6
5	23.6	24,2	24,9	25,4	5	62,3	62,4	62,6	62,5
6	24,6	25,2	25,8	26,3	6	63,2	63,3	63,6	63,4
7	25,5	26,2	26,8	27,3	7	64,2	64,3	64,5	64,3
8	26,5	27,1	27,7	28,2	8	65,2	65,3	65,5	65,3
9	27,5	28,1	28,7	29,1	9	66,1	66,2	66.4	66,2
0,40	28,4	29,0	29,6	30,0	0,80	67,1	67,2	67,3	67,1
1	29,4	30,0	30,5	31,0	1	68,1	68,1	68,3	68,0
2	30,3	30,9	31,5	31,9	2	69,0	69,1	69,2	69.0
3	31,3	31,9	32,4	32,8	3	70,0	70,0	70,2	69,9
4	32,3	32,8	33,4	33,8	4	71,0	71,0	71,1	70,8
5	33,2	33,8	34,3	34,7	5	71,9	72,0	72,1	71,8
6	34,2	34.7	35,3	35,6	6	72,9	72,9	73,0	72,7
7	35,2	35,7	36,2	36,5	7	73,9	73,9	74,0	73.6
8	36,1	36,6	37,2	37,4	8	74,8	74,8	74,9	74,5
9	37,1	37,6	38,1	38,4	9	75,8	75,8	75,8	75,4
0,50	38,1	38,5	39,0	39,3	0,90	76,8	76,7	76,8	76,4
1	39,1	39,5	40,0	40,3	1	77,8	77,7	77,7	77,3
2	40,0	40,4	40,9	41,2	2	78,7	78,6	78,7	78,2
3	41,0	41,4	41,9	42,1	3	79,7	79,6	79,6	79,2
4	42,0	42,4	42,8	43,0	4	80,7	80,5	80,6	80,1
5	42.9	43 3	43,8	43,9	5	81,6	81,5	81,5	81,0
6	43,9	44,3	44,7	44.9	6	82,6	82,5	82,4	82,0
7	44,9	45,3	45,7	45,8	7	83,6	83,4	83,4	82,9
8	45,8	46,2	46,6	46,7	8	84.5	84,4	84,3	83,8
9	46,8	47,1	47,5	47,6	9	85,5	85,3	85,2	84,8
0,60	47,7	48,1	48,5	48,6	1,00	86,5	86,2	86,2	85,7

INDICE

Bei Fragen zur Produktsicherheit wenden Sie sich bitte an:
If you have any questions regarding product safety,
please contact:

Walter de Gruyter GmbH
Genthiner Straße 13
10785 Berlin
productsafety@degruyterbrill.com